MINDFULNESS
INTERVENTION
for Emotional Distress

情绪困扰的
正念 干预

刘兴华 ◎著

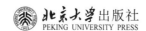
北京大学出版社
PEKING UNIVERSITY PRESS

图书在版编目（CIP）数据

情绪困扰的正念干预 / 刘兴华著. —北京：北京大学出版社，2024.3
ISBN 978-7-301-34907-6

Ⅰ. ①情… Ⅱ. ①刘… Ⅲ. ①精神疗法 Ⅳ. ①R749.055

中国国家版本馆 CIP 数据核字(2024)第 055414 号

书　　　名	情绪困扰的正念干预
	QINGXU KUNRAO DE ZHENGNIAN GANYU
著作责任者	刘兴华　著
责 任 编 辑	赵晴雪
标 准 书 号	ISBN 978-7-301-34907-6
出 版 发 行	北京大学出版社
地　　　址	北京市海淀区成府路 205 号　100871
网　　　址	http://www.pup.cn　　新浪微博：@北京大学出版社
电 子 邮 箱	zpup@pup.cn
电　　　话	邮购部 010-62752015　发行部 010-62750672
	编辑部 010-62752021
印 刷 者	河北博文科技印务有限公司
经 销 者	新华书店
	650 毫米×980 毫米　16 开本　17.5 印张　198 千字
	2024 年 3 月第 1 版　2024 年 11 月第 2 次印刷
定　　　价	59.00 元

未经许可，不得以任何方式复制或抄袭本书之部分或全部内容。
版权所有，侵权必究
举报电话：010-62752024　　电子邮箱：fd@pup.cn
图书如有印装质量问题，请与出版部联系，电话：010-62756370

本书荐辞

本书介绍的情绪困扰的正念干预（MIED）课程是作者创新的整合、有益的尝试。课程的讲解步步深入，对问题的回应清晰明了，此课程有助于学习者学习觉察自己的想法，接纳自己的想法，面对当下、活在当下。

——钱铭怡 北京大学心理与认知科学学院教授

这是一本很有意思的书。教你学习正念，也教你传授正念。这本书的风格很像作者刘兴华老师的个人风格，沉稳、踏实、有力量。作为一本传授一个疗法的教材，它写得平易近人、好学好用，又不花里胡哨、装腔作势。我真诚又兴奋地向大家推荐它——不是每个人，而是那些想学习和传授 MIED 的人。

——江光荣 华中师范大学桂岳卓越教授

情绪困扰的正念干预课程是刘兴华研究员基于正念减压发展而来，补充、完善了正念疗法。既是一本训练教材，也是一本学习正念疗法的指导书。对焦虑、抑郁障碍患者及学习正念疗法的学员帮助都很大。非常值得推荐。

——张宁 南京医科大学附属脑科医院教授

正念干预源于东方文化中的心性修炼方法，后来汇入了现代心理学、心身医学的因素，形成了具有广泛应用价值的心理健康促进技术，引起了全球性的学习热潮。本人对此起彼伏的"心理热"一向态度审慎，担忧一个很好的事物被滥用、学走样和误解。本书正好让我放心了——刘兴华研究员师出正门，做过符合科学范式的实证研究，从事临床心理治疗和咨询工作，而且对教学培训也有经验，所以不是单方面地鼓吹一种方法，而是要让人以参加课程学习的方式，通过亲自练习、亲身体会，而从学理上、操作上系统掌握正念干预。本书的另一大特点是，正念干预针对的问题是现代社会中最常见的情绪困扰，甚至是达到临床诊断程度的精神障碍，有很好的应用价值。作为从医近 40 年的精神科医生、心理治疗师，我希望更多人可以通过学习 MIED 课程达到舒缓情绪、提升积极心态的效果，减少或减轻情绪紊乱的危害，获得更多心理健康、生活幸福的体验。

——**赵旭东** 同济大学医学院教授

人生定会遇到情绪困扰，当您尝试解决而效果不佳时，打开这本书就会发现新的解决之道。作者基于多年来对正念的学习、研究和实践，结合国际上循证实践验证的缓解焦虑、抑郁情绪的有效方法，形成了具有独特理论视角和可操作性强的 MIED 课程。不仅可以帮助我们解决情绪困扰，对年轻的咨询师和治疗师学习相关理论和技术也大有裨益。

——**李占江** 首都医科大学附属北京安定医院教授

焦虑和抑郁等情绪问题已成为影响人们健康生活的重要困扰，但目前相关的专业力量尚显不足，急需发展高效的干预方案。刘兴华研究员写的《情绪困扰的正念干预》及其课程方案可谓应时而生。MIED 课程有理论、可循证，有结构、好操作，有策略、重分享，有带教、便自助。受情绪困扰的读者，只要你根据课程要求认真练习，一定能感受到正念干预好用且管用。特此推荐！

——**伍新春** 北京师范大学心理学部教授

这是一本实用性、操作性极强的临床实务专著，是作者多年潜心深耕正念研究和临床实践的重要成果，让正念这一始于东方文化的疗愈方法有了货真价实的本土经验。这本书不仅适用于心理咨询与心理治疗的专业同行，所有关注自我心理健康的读者也一定会从中受益。特别推荐！

——**贾晓明** 北京理工大学人文与社会科学学院教授

前言

焦虑和抑郁障碍是常见的心理障碍。中国精神卫生抽样调查结果显示，我国焦虑障碍终生患病率为 7.6%，抑郁障碍终生患病率为 6.8%（Huang et al., 2019）。按照我国 14 亿人口估算，焦虑障碍的患病人数超过 1 亿，抑郁障碍的患病人数接近 1 亿。此外，还有相当多的人已经表现出焦虑、抑郁障碍的部分症状，内心感到痛苦，正常生活受到损害，只是尚未达到焦虑、抑郁障碍的诊断标准。这部分介于健康和患病之间的亚健康人群占比估计更高，人口数量更庞大。客观上，上述人群都需要得到系统的干预，以缓解焦虑、抑郁等情绪困扰。

当前，各个国家和地区的临床心理学专业力量发展不均衡。不少国家包括我国，具有胜任力的临床心理学专业人员数量有限，需要针对焦虑、抑郁亚健康人群，以及确诊患者制订有效且效率更高的预防性或辅助性心理干预方案。本书介绍的情绪困扰的正念干预（mindfulness intervention for emotional distress，MIED）是笔者基于正念减压（mindfulness based stress reduction，MBSR）疗法和情绪障碍跨诊断治疗的统一方案（unified protocol for transdiagnostic treatment of emotional disorders，UP）发展而来的，干预对象是受到焦虑、抑郁情绪困扰的亚健康人群和确诊患者，目标为缓解他们的情绪困扰，以起到预防性或辅助性的干预作用。MIED 课程可同时容纳 50 人，线上 MIED 自助课程每期最多可容纳 1000 余人。研究表明，这两种形式的 MIED 课程均显示出一定的干预效果。

本书共包括两个部分。第一部分介绍 MIED 课程的理论背景、干预策略、课程框架，分章节介绍每节课的实施细节。第二部分介绍 MIED 师资培养过程中，实习老师在指导正念练习和 MIED 课程教学中提出的问题及笔者的解答。本书既可以作为学员深入学习 MIED 课程的参考书，也可以作为 MIED 师资培养的教材。

在此，我衷心地感谢正念减压疗法的创始人卡巴金（Jon Kabat-Zinn）教授和情绪障碍跨诊断治疗的统一方案的创始团队负责人巴洛（David H. Barlow）教授，正是他们所创立的这两个疗法，为情绪困扰的正念干预（MIED）奠定了坚实的基础；我由衷地感谢泰国隆波帕默尊者，跟随尊者及团队的四念处禅修让我对正念有了更深入的认识；我也要向森田疗法的创始人森田正马先生，以及正念认知疗法创始人西格尔（Zindel V. Segal）教授、威廉斯（J. Mark G. Williams）教授和蒂斯代尔（John D. Teasdale）教授致以诚挚的敬意，他们的工作对 MIED 的发展有着重要的影响。此外，我还要感谢马尔堡大学霍夫曼（Stefan G. Hofmann）教授，与他的合作让我受益良多。同样需要感谢的是本书的责任编辑赵晴雪，她对文字进行了全面而细致的修改，使本书更加清晰和顺畅。在本书的编写过程中，李燕娟、招颖诗、巨睿琳、刘志军、罗正秋和王楠等给予了我富有价值的帮助和意见，在此一并致谢！还要感谢参与 MIED

课程和师资培训的学员，MIED 课程的完善离不开教学中与他们的互动。最后要感谢我的爱人曹钰和儿子刘瑞其，感谢他们一直以来的支持和陪伴。

MIED 的框架形成于 2019 年，虽然已有研究初步显示了其效果，但肯定还有诸多疏漏和不足之处，恳请各位读者批评指正！

刘兴华

2023 年 8 月

目录

第一部分　情绪困扰的正念干预课程

第二部分　情绪困扰的正念干预专业督导

情绪困扰的正念干预课程

情绪困扰的正念干预课程概述

当前，全球受焦虑、抑郁情绪困扰的人口数量庞大，专业力量却不足，需要发展有效且效率更高的心理干预方案。

情绪困扰的正念干预（MIED）就是针对受到焦虑、抑郁等情绪困扰的人群所设计的。情绪困扰人群既包括焦虑、抑郁等情绪障碍的确诊患者，即患有抑郁症、社交焦虑症、惊恐障碍、场所恐惧症、广泛性焦虑障碍、强迫症、创伤后应激障碍、疑病症等相关障碍的个体（巴洛 等，2013）；又包括存在上述情绪障碍的某些症状，但尚未达到心理障碍诊断标准的亚健康人群。

对于确诊患者，MIED 可以为其医学或心理学治疗提供辅助性干预。对于亚健康人群，MIED 可作为一种预防性干预手段，预防其状况进一步发展为情绪障碍。

本章将简要介绍 MIED 课程，帮助读者对该课程有一个整体的了解。内容包括 MIED 的发展基础、初步效果、师资培养等，重点介绍了 MIED 的心理病理菱形模型和核心干预策略。本章内容可用于正式教授 8 周 MIED 课程之前的见面会，向学员介绍 MIED 课程的概况。

情绪困扰的正念干预简介

发展基础

MIED 的发展主要基于两个成熟的心理干预方案，即正念减压疗法（MBSR）和情绪障碍跨诊断治疗的统一方案（UP）。

正念减压疗法由马萨诸塞大学医学院荣休教授卡巴金（Jon Kabat-Zinn）在 20 世纪 70 年代创立。该疗法作为一种辅助医学治疗的心理干预方法，能够帮助癌症、慢性疼痛等疾病患者缓解压力，维护或促进身心健康。该疗法采用团体干预的方式，一般持续 8 周，可以同时容纳患者 50 名左右。目前已有大量研究表明，正念减压疗法能帮助缓解参与者的压力，促进其身心健康，尤其是改善其焦虑、抑郁症状。

情绪障碍跨诊断治疗的统一方案是波士顿大学荣休教授巴洛（David H. Barlow）带领团队，基于焦虑、抑郁相关情绪障碍共同的心理病理学机制，针对情绪障碍而发展、制订的跨诊断心理疗法。

该方案以个体心理治疗为主，通常需要 16 次会谈，其效果目前已得到不少研究的支持。研究表明，与针对不同障碍的循证心理治疗相比，UP 的效果是同等的（Barlow et al., 2017），这意味着临床心理学专业人员只需采用这一种方案，就可以治疗不同类型的焦虑和抑郁等情绪障碍。

选择 MBSR 作为 MIED 的基础之一，是因为 MBSR 主要依靠参与者自身的正念练习，不需要深入了解参与者的具体信息，具有相当高的自助性，对于专业人员的依赖更少。这个特点使得 MBSR 课程可以同时容纳 50 名学员，可以发展为线上自助课程，让更多的学员能够自助学习，从而实现干预效率的显著提升。选择 UP 作为 MIED 的基础之一，是因为 UP 是针对焦虑、抑郁相关情绪障碍制订的有效的心理治疗方案，其干预策略基于情绪障碍共有的心理病理机制，干预的内容和安排围绕焦虑、抑郁障碍展开。目前，大量研究表明，MBSR 和 UP 能够显著缓解焦虑、抑郁症状。

因此，将 MBSR 与 UP 整合起来，就可以发展针对焦虑、抑郁情绪困扰的正念干预，以及线上自助 MIED 课程，以同时容纳更多的求助者，从而在保证一定干预效果的基础上，实现干预效率的显著提升。

初步效果

2019 年，在确定了 MIED 课程框架后，我和学生们开始采用该方案对受情绪困扰人群进行团体干预，同时对该方案的干预效果进行评估。研究结果初步表明，MIED 课程对于缓解参与者的情绪困扰具有显著的效果，表现为：焦虑、抑郁、压力水平的降低，睡眠质量的提升，躯体症状的减少。在团体干预的基础上，我们开发了线上自助情绪困扰的正念干预课程（iMIED）。目前，iMIED 内置于微信小程序中，学员可以选择自己合适的时间和地点跟随课程进行正念练习、学习相关知识。理论上，iMIED 不限制参与学员的数量，可以实现大面积、高效率的心理干预。2020 年至 2022 年年底，全球已有 15 000 多名学员通过本实验室开展的公益心理援助、随机对照研究和付费课程三种方式参与 iMIED 课程。根据我们已发表的研究，完成大部分课程的学员，其焦虑、抑郁指数显著下降（Ju et al., 2022）；与对照组相比，完成 iMIED 课程的情绪障碍确诊患者的焦虑、抑郁，以及一般性心理困扰指数显著下降（Li et al., 2023）。

课程设置

MIED 课程的设计基于 MBSR 框架，团体课程共 8 周，每周一次课，每次 2.5 小时左右。在课程的安排上，第 1 次课程主要是学员自我简介、明晰目标，以及初步体验正念练习。第 2～7 次课程的基本框架类似，30～45 分钟的正念练习，15 分钟两人一组的正念沟通，然后学员在大组中分享体验、提问，老师进行讲解和答疑。在这个阶段，老师会针对学员分享的内容以及提出的问题，结合每次课程的主题介绍知识点。每次课程结束前，老师或助教向学员发放资料，强调要点，带领正念练习并结束课程。第 8 次课程，在一个 15 分钟的练习之后是正念沟通和分享环节，总结收获、展望未来，通常每位学员都会发言，所以需要 3 个小时左右。

团体课程最好选择在桌椅能够移动的教室进行，课程开始前老师需准备数量充足的有靠背的椅子、瑜伽垫和枕头；用椅子在教室中围成一个圈，瑜伽垫和枕头可以放在椅子下面或者教室的角落，需要时方便取用。有条件的话，可以招募并安排课程助教，协助布置教室、签到、准备资料，每次在教室门口贴上请勿打扰的提示等。

MIED 师资培养

参考西方正念干预师资培训方案，我和学生们制订了 MIED 师资培养方案。概括来说，要想成为能够独立教授 MIED 课程的老师，需要获得以下三个方面的系统培养。首先，作为学员完整参与一期 MIED 课程，能够长期坚持每日做至少 15 分钟正式的正念练习。这一经历能够帮助带教老师更好地解答学员在课程中提出的具体问题，而且课程本身要求学员每日至少做 15 分钟正式的正念练习，老师要以身作则。其次，除了学习基本的心理学知识以外，还要学习临床心理学基础知识，包括情绪障碍的循证心理治疗、情绪障碍跨诊断治疗的统一方案等相关知识。最后是 MIED 课程的教学实习，包括三个阶段：①结成小组相互指导，进行单项正念练习；②开设一小时以上的正念讲座；③教授 8 周 MIED 课程。在实习阶段，实习老师需接受督导并通过各阶段的考核。按照该方案，培养一名能够独立教授 MIED 课程的老师，需要两年左右。

MBSR 与 UP

如前文所述，发展 MIED 方案的基础是正念减压疗法和情绪障碍跨诊断治疗的统一方案，下面简要介绍这两个方案。

正念减压疗法

很多读者第一次听说正念时，认为这个术语说的是正确的观念或者积极的信念，实际上正念的含义并非如此。按照正念减压疗法创始人卡巴金教授的定义，正念是来自有目的的、此时此刻的、不评判的注意所带来的觉察（Kabat-Zinn, 2003）。从定义中可以看到正念的核心要素：第一是觉察，即对当下的注意；第二是接纳，包括不评判。

正念是从佛教冥想中提炼出来的，作为离苦的方法之一。"正念"这个词译自记载佛经的巴利文"sammā-sati"，《中阿含经》将这一术语译为"正念"。"念"字，上"今"下"心"，可以理解为强调"用心在当下"，体现了正念的核心要义。

正念减压疗法由卡巴金教授创立，旨在辅助慢性疼痛等心身障碍患者的医学治疗，帮助患者减轻压力、缓解痛苦。该疗法系统教授参与者正念练习的方法，包括身体扫描、正念觉察呼吸感受、正念伸展、正念行走等，要求参与者每日进行 45 分钟正式的正念练习，引导参与者将正念有意地融入当下的生活中。除此之外，该疗法还会介绍压力及应对方式，强调压力是生活中必不可少的一部分；如果个体习惯性地采用回避、逃避、麻木或者滥用酒精和药物的方式来应对压力，只会让问题变得更加严重。因此，MBSR 教授参与者接纳压力，觉察并接纳自己的身体感受、思维和情绪，从而与它们保持一定的距离，与它们建立新的关系；鼓励参与者尽量将正念融入日常生活中，以帮助个体采用更灵活的方式面对压力和困难情境。虽然 MBSR 不针对情绪困扰，但提倡对情绪感受保持正念，也就是提倡欢迎它们、观察它们，不要试图改变和压抑它们。通过这种方式帮助练习者体验到这些情绪感受本质上是"无常"的，它们自行来去，会自己出现，也会自己消失。

近几十年来，大量研究从不同角度证明了 MBSR 对参与者身心健康的维护或促进效果。Kabat-Zinn 等人（1992）的一项研究表明，学员在参加 8 周 MBSR 之前，每周的焦虑指数虽然会波动，但基本维持在 20 分左右的高位；接受 8 周正念减压疗法的过程中，焦虑指数在波动中下降；到第 8 周结束的时候，焦虑指数已经降低到 6 分左右，降幅显著，并且这个指数在干预结束 20 周的追踪期中得到很好的保持，说明取得的效果得到了很好的维持。对于躯体症状，据 Kabat-Zinn（2013）的研究，参与 MBSR 的学员，开课之前平均有 22 种躯体症状，在课程结束的时候，平均只有 14 种症状，躯体症状数量大幅减少。此外，研究表明，相对于单纯的医学治疗，配合医学治疗的 MBSR 能够更好地帮助乳腺癌患者、艾滋病患者维护或重建免疫力（Creswell et al., 2009; Witek-Janusek et al., 2008）。其起效的可能机制是，正念练习缓解了学员的主观压力，并使他们的免疫力相应提高。事实上，主观压力越大，免疫力通常越低，二者的这一关系已有大量的实证研究支持。类似地，相关数据表明，同时接受医学治疗和 MBSR 的乳腺癌患者，与接受单纯的医学治疗的患者相比，细胞染色体端粒酶的活性更高（Lengacher et al., 2014）。通常，端粒酶的活性越高，对于染色体端粒的维护越好，细胞的寿命就会更长一些。端粒酶的活性与主观压力也有关系，压力越大，端粒酶活性越低，端粒越短。

除此之外，还有一个重要的正念干预方法，就是正念认知疗法（mindfulness based cognitive therapy，MBCT）。正念认知疗法以正念减压疗法为基础，融合了认知疗法，旨在预防抑郁症的复发，其效果得到了不少研究支持。例如，2004 年，Ma 和 Teasdale 探索了正念认知疗法预防抑郁再次发作的效果。在这个研究中，处于康复期的抑郁症患者被分成两组，其中一组接受正念认知疗法的治疗，另一组接受常规处理。结果表明，在干预后 60 周的时候，接受正念认知疗法的患者组，70%左右的人抑郁未复发；而那些只接受常规处理的患者，未复发抑郁的人只有 20%多，差异非常显著。正是基于类似的研究发现，在 2004 年的时候，英国把正念认知疗法作为预防抑郁复发的干预指南，推荐给全英国的心理治疗师和精神科医生。

值得关注的是，虽然这两个疗法从理论上并未针对焦虑、抑郁障碍共有的心理病理学机制，但却有大量研究表明，这两个方案能显著缓解焦虑、抑郁症状。2010 年，Hofmann 等人的一个元分析研究，包含了 39 项正念干预的效果研究和 1000 多名患者，这些患者分别患有癌症、广泛性焦虑障碍、抑郁症，以及其他精神和躯体障碍。该研究结果表明，经过正念干预，患者的焦虑和抑郁症状达到中等程度效应量的改善；如果只纳入广泛性焦虑障碍、抑郁症等情绪障碍患者，正念干预对于他们的焦虑、抑郁症状的改善程度能够达到更大的效应量。这说明，正念干预对焦虑、抑郁困扰共有的心理病理学因素进行了有效的干预。

情绪障碍跨诊断治疗的统一方案

基于焦虑、抑郁等情绪障碍共同的心理病理学机制，巴洛等人于 2007 年制订了情绪障碍跨诊断治疗的统一方案。该方案的理论基础是，情绪障碍患者对于情绪感受的容纳力偏低，他们会采用适应不良的情绪调节策略来回避情绪感受或降低情绪感受的强度，然而事与愿违，类似的行为导致他们的症状持续和恶化。因此，该方案聚焦于情绪，目的是帮助情绪障碍患者学会采用合适的方式面对与体验不容纳的痛苦情绪感受，并且采用适应良好的方式对情绪感受做出反应，逐渐减少情绪体验的强度和频率，提高个体的整体功能。

UP 包括五个核心技巧。第一个核心技巧是教授患者情绪的性质与功能，强调情绪的适应性、功能性；然后介绍情绪的结构，通过让患者进行情绪监测以及正念练习，体会情绪感受的自然变化，提升对情绪感受的可控感。第二个核心技巧针对认知，主要通过挑战僵化的认知，尤其是夸大负性事件出现可能性的认知和灾难化的认知，增加认知灵活性。第三个核心技巧是帮助患者识别与减少适应不良的情绪性行为，包括回避行为和情绪驱动行为，引导患者有意识地采用替代的适应性行为。第四个核心技巧是通过内感暴露练习增加患者对不舒服身体感受的容纳力。这些感受包括与焦虑、悲伤相关的身体感觉，尤其是患者不容纳的情绪感受。第五个核心技巧是通过想象暴露与现场暴露，减少或消除非功能性的情绪性行为，逐渐以适应性的行为替代习惯性的情绪性行为。

该方案对于情绪障碍的治疗效果已经得到大量实证研究支持。最近的一项综述性元分析研究，汇集了采用 UP 进行心理治疗的 15 项研究，共计 1244 名确诊了不同情绪障碍的患者，包括广泛性焦虑障碍、强迫症、惊恐障碍（伴有或不伴有场所恐怖症）、社交焦虑障碍，以及边缘型人格障碍患者。结果表明，经过 UP 干预，患者的症状均得到大效应量的缓解。而且，干预后患者受损的功能有显著好转，生活质量也有明显提高（Sakiris, Berle, 2019）。另一项研究表明，与针对不同障碍的循证心理治疗相比，UP 的效果与这些方案是一样的，且效果能够保持 12 个月（Eustis et al., 2020）。

综上，虽然 MBSR 并未直接针对情绪困扰或情绪障碍，但是其处理压力和痛苦情绪感受的策略与 UP 是一致的。①强调压抑、回避等改变情绪感受的策略只会令个体进入恶性循环，因此个体要学习减少压抑、回避情绪感受的行为，增加面对、允许情绪感受的行为。②强调认知评价在压力或情绪困扰中的重要作用，通过一系列的练习改变个体与认知的关系，使认知去中心化，增加认知灵活性。③强调主动面对痛苦的情绪感受，以发现情绪感受的自然变化，更能容纳这些感受。

正是基于对 MBSR 及 UP 存在上述相同的核心干预策略的理解，笔者提出了 MIED 的核心干预策略和情绪困扰跨诊断的心理病理菱形模型。为了便于读者理解，本书先介绍情绪困扰的病理模型。

心理病理菱形模型

对相关心理病理因素的深入研究是有效缓解情绪困扰的重要环节。如前文所述，虽然抑郁、强迫、社交焦虑等情绪障碍在症状上存在差异，但它们具有共同的心理病理因素。从 UP 的视角来看，情绪障碍共同的心理病理因素是患者对于情绪感受的容纳力低，以及患者采用适应不良的情绪调节策略回避痛苦情绪感受或降低感受的强度。因此，UP 围绕提高患者的痛苦感受容纳力，并调整适应不良的情绪调节策略展开治疗。从第三浪潮的认知行为疗法的视角来看，情绪障碍患者的心理病理之一是认知僵化。因此，认知行为疗法围绕提升患者的认知灵活性展开。从森田疗法的视角来看，情绪障碍患者的病因是疑病素质和精神交互作用。因此，对于症状要"顺其自然"，要"为所当为"，做该做的事情。综合对上述理论流派的理解，笔者提出情绪困扰的跨诊断心理病理菱形模型（图 1-1），用来理解情绪障碍的心理病因，具体介绍如下。

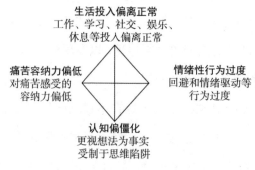

图 1-1 心理病理菱形模型

维持或加重情绪障碍的第一个心理病理因素是患者的生活投入偏离正常。通常，情绪障碍患者将相当多的时间、精力放在了关注、控制和消除不容纳的痛苦感受上，其正常生活逐步偏离常态，表现为投入工作、学习、社交、娱乐、休息等方面的时间和精力偏离周围其他人或自己之前的状况，作息不规律。这种偏离正常的状况也会使患者体验到更多的挫败感和失控感，进一步加剧焦虑和抑郁等痛苦感受。

维持情绪障碍的第二个心理病理因素是患者对痛苦感受的容纳力偏低，甚至对它们存在厌恶反应。对于痛苦感受的容纳力，有时也被称为痛苦容纳力（distress tolerance，DT）。痛苦容纳力低被认为是各种情绪障碍重要的跨诊断预测因素（Leyro, Zvolensky, Bernstein, 2010），在焦虑障碍、抑郁障碍、物质滥用、人格障碍等心理障碍的产生和维持中发挥了重要的作用（Allan et al., 2014）。

不难理解，由于对痛苦感受的容纳力偏低，个体会采用过度的情绪性行为，试图控制、减少或消除不容纳的痛苦感受，这是维持或加重情绪障碍的第三个心理因素。在心理咨询与治疗临床实践中可以观察到，患者或来访者通常存在过度的情绪性行为，主要包括回避行为或情绪驱动行为，如压抑、回避、拖延，或者强迫性洗手、强迫性检查等。短期内，这些行为能够缓解个体不容纳的痛苦情绪感受，或者避免情绪感受的增强。然而，情绪感受本身是人类心理必不可少的组成部分，具有不可替代的功能和价值，客观上也是无法被完全管控和消除的。这个事实就决定了用于控制、消除痛苦情绪感受的努力往往是徒劳的，这样的努力会带来更多的挫败和不可控感，继而导致更强烈的焦虑、抑郁等痛苦感受。

维持情绪障碍的第四个心理因素是认知偏僵化。认知指的是个体对当前内、外刺激的认知加工，包括注意、解释等。认知偏僵化指的是个体倾向于认为自己的想法、判断是对的，是符合事实的，难以考虑或认可其他可能性，包括别人的看法。毫无疑问，认知偏僵化在焦虑、抑郁等情绪障碍中的作用非常重要，尤其当这些认知属于灾难化或夸大负性事件出现可能性等认知陷阱时，是情绪障碍的跨诊断预测因素（Morris, Mansell, 2018）。认知行为疗法，尤其是第三浪潮的认知行为疗法的核心任务是干预个体的思维陷阱，由此提高个体的认知灵活性。值得注意的是，一些研究提出，"只是将想法视为主观现象或一种可能性，而未必是事实"，即提高认知灵活性被认为是认知行为疗法改善抑郁障碍的更为关键的机制，也是预防抑郁复发的正念认知疗法的重要理论基础（Segal, Williams, Teasdale, 2002）。

　　以上四个心理因素相互作用、相互影响，构成一个系统，令个体的情绪障碍走向缓解、持续存在或进一步恶化。对于情绪亚健康人群而言，其状态也会受到这四个因素的影响，只是相对于情绪障碍患者而言，偏离正常的程度小一些。

　　基于以上对情绪困扰的心理病理学理解，我们可以采用有效的方法来干预其中的某个或某些因素，由此产生的连锁反应和相互作用，使得个体的状态得以改善。MIED 的干预就是围绕这四个因素展开，具体将在后文介绍。综上所述，MIED 采用情绪困扰的心理病理菱形模型来理解情绪困扰的心理病因。除了心理因素外，情绪困扰的病理因素还包括生物学、社会环境等，下面我们将介绍情绪困扰的生物-心理-社会系统病理模型。

生物-心理-社会系统病理模型

　　MIED 以系统论的视角理解个体状态，即个体状态由生物-心理-社会这三个因素及内部子因素所构成的系统所决定。系统内的因素相互关联，相互影响，变化呈现时序性。因此，对某个因素的干预通常会带来其他因素的连锁变化，而且因素之间相互作用，最终带来系统的显著变化。

　　前文已介绍了情绪困扰的心理因素，下面简要介绍生物因素和社会因素：

　　（1）生物因素。遗传是最重要的生物因素之一，比如性格、外貌与父母相似，就是遗传因素在起作用。大量研究表明，遗传因素对心理障碍的形成有接近 50% 的贡献。可以说，如果父母更抑郁或更焦虑，则孩子出现抑郁、焦虑情绪困扰的可能性更大。此外，焦虑、抑郁情绪障碍患者的神经系统活动与普通人相比也有一些差异，比如杏仁核通常更加活跃、某些神经递质的含量失衡。常见的医学治疗干预的就是神经递质的水平，比如抗抑郁药物百忧解（5-羟色胺再摄取抑制剂）干预的就是 5-羟色胺神经递质的含量，使该神经递质在神经元细胞突触之间的浓度稍微高一点。

（2）社会因素。简单来说，一个人的社会支持越丰富，身心越健康。这一点不难理解，当你受了委屈，跟亲人、朋友"吐吐槽"，心结通常就解开了。如果把事情藏在心里，不跟任何人讲，往往会造成心理困扰。此外，外界压力、文化因素和社会环境等也会影响个体的身心状态。例如，相对于生活在战乱之中的民众，生活在安定国家的民众，其焦虑和抑郁障碍发生的概率更低。

事实上，我们每个人，在生命的每一刻，都作为一个受到生物-心理-社会三因素及内部因素相互作用的系统而存在（图 1-2）。当我们偏离正常，被焦虑、抑郁情绪所困，其实是这个系统偏离了正常范围。有效的干预，改变的是当前该系统内的某个或某些因素，无论是生物的、心理的还是社会的，继而带来其他因素的连锁变化，而后带来整个系统的显著变化，个体在此过程中逐渐恢复正常。

客观上，我们不可能干预自己或别人的过去，因为过去的已经过去了；也不可能干预未来，因为未来还无法触及。唯一能干预的是当前这个系统中的某些关键因素，正如目前被证实有效的生物医学治疗，以及心理咨询与治疗所进行的工作。

　　基于以上的病理学理论，MIED 聚焦当前维持个体情绪困扰的心理因素，对这些因素进行干预。

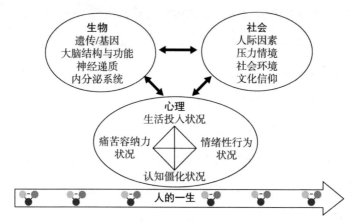

图 1-2　生物-心理-社会系统病理模型

MIED 的核心干预策略

　　对应于情绪困扰的心理病理菱形模型，MIED 有四个核心干预策略：①投入生活，引导学员逐步地投入当下，为所当为，回归正常生活状态；②调适痛苦容纳力，引导学员逐步面对痛苦情绪感受，增加对它们的容纳力到正常范围；③调适情绪性行为，引导学员减少过度的回避行为和情绪驱动行为，直到正常范围；④提高认知灵活性，引导学员把想法只当作想法，看到其他的可能性，逐步脱离思维陷阱。

这四个策略带来的改变相互影响、相互作用，最终达到缓解情绪困扰的目的，如图 1-3 所示。

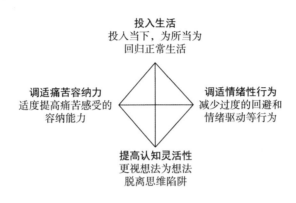

图 1-3　MIED 的核心干预策略

投入生活

MBSR 强调培育觉知和存在模式，采用更灵活的方式来回应压力；UP 则强调改变适应不良的情绪调节策略，增加对情绪感受的容纳力。相较而言，MIED 强调更多地投入生活，回归正常的生活状态。之所以把投入生活作为首要策略，是因为这是缓解情绪困扰最重要的途径，其机制与森田疗法所倡导的"为所当为"，以及行为激活疗法类似（Dimidjian et al., 2011）。而且，对学员来说，恢复正常的生活也是缓解情绪困扰的重要目标。如果学员能够有意识地把时间和精力更多地投入当下的生活，他们自然会发现，困扰自己的痛苦感受会来也会走，实际上没有必要花过度的时间、精力去管控和消除它们。带教老师应在 MIED 课中适时强调这一点，向学员阐明减少情绪困扰和心理痛苦的路径：不是把自己所谓"不好的"状态调整好，不是去回避、压抑不容纳的令人痛苦的情绪感受，而是行动起来，把时间和精力投入到当下的生活中，这样做就能有实质性的改变。

MIED 课程中，实施该策略的具体方法主要有三个。第一，正式的正念练习。不同形式的正念练习的操作都包含引导学员一次又一次地、耐心地把注意投入到当下。操作要点是，先选择一个对象进行觉察，然后当我们发现注意离开觉察对象时，了解注意跑到了哪里，比如离开腹部呼吸感受，陷入了思考、想象，或跑去体验身体的其他部位，或跑去听声音，允许注意的游移，允许当下身心的状态，然后再回到觉察或体会所选定部位的感受，重复进行这样的操作。其中，一次又一次地回到觉察或体会所选定部位的感受，就是一次又一次地投入当下。第二，在课程中所做的正念进食葡萄干练习，以及融入生活的正念练习，比如正念刷牙、洗脸、倒垃圾、行走等，这些练习都是在引导学员把注意一次又一次地投入当下的生活。以上两个方法与 MBSR 是一致的。第三，从 MIED 课程中期开始，连续四周每一周都会请学员设定并完成一个对自己而言具有挑战性的任务，并逐渐提高任务难度，直到学员能够面对生活中通常别人都能面对的事务，其生活逐步回归到正常的状态。这个安排类似 UP 或 CBT 中的逐级暴露，但更强调让生活回归正常。

调适痛苦容纳力

MIED 的第二个干预策略旨在提升学员对痛苦情绪感受的容纳力至正常范围，方法主要包括正念练习和内感暴露。研究表明，正念练习、内感暴露有助于提高个体对不舒服的身心感受的容纳力（Lynch, Mizon, 2011; Kraemer et al., 2020; Treanor, 2011）。具体而言，MIED 第一课，老师会带领学员练习身体扫描，该练习能帮助学员了解自己的身体感受。对于学员在练习中体验到的不舒服的身体感受，老师会引导学员允许感受的存在，尽量减少调整感受的行为，继续跟随引导语练习。在第二课的身体扫描练习引导语中，老师会指导学员在体验到不舒服感受的时候，有意识地探索不舒服的感受，探索其强度、中心、范围和变化，鼓励学员去体会不舒服的感受，允许它们存在而不做调整，进一步增强学员对不舒服感受的容纳力。第三课安排了正念伸展活动。伸展活动会引发更强烈的身体感受，练习时，老师会向学员强调有意识地体会伸展活动带来的不舒服感受，进一步提升学员对不舒服感受的容纳力。第四课加入 UP 的内感暴露练习。内感暴露练习能够唤起类似于焦虑、恐惧、抑郁等痛苦感受，这些感受是受情绪困扰个体通常会回避的感受。反复进行内感暴露练习能让学员体会到，其所恐惧、回避的感受并不可怕，也无须管控。并且，内感暴露与挑战性任务配合练习，帮助学员逐渐带着痛苦感受，去面对生活中的困难情境，循序渐进地提升学员对不舒服感受的容纳力。

调适情绪性行为

MIED 第三个策略旨在帮助学员识别并减少过度的情绪性行为，直到正常的范围。内容包括：介绍情绪的性质及其功能；区分情绪的三个成分，即感受、行为和认知；理解产生情绪困扰的重要原因之一是过度的情绪性行为；指导学员识别并逐步减少过度的情绪性行为，这些方法主要来自 UP。具体来说，MIED 第二课会介绍情绪的性质和功能，让学员理解虽然很多情绪感受让人不舒服，但每一种情绪本身是有价值的，情绪感受相对缺乏的个体在生存进化中会被淘汰；还会介绍情绪的三个成分，即想法、感受和行为，指导学员记录情绪日志，尤其是要把自己觉得不喜欢的或有问题的情绪感受记录下来。第三课讲解为什么会产生情绪困扰，介绍过度的情绪性行为，帮助学员理解虽然这些行为在短期内缓解了自己的痛苦感受，但长期却会使人越来越受困于情绪感受。在第五课中，老师将提供回避行为、情绪驱动行为列表，帮助学员识别自身存在的过度的情绪性行为，引导学员逐步减少这些行为以达到正常范围。

提升认知灵活性

MIED 的第四个策略是提升认知灵活性，即引导学员把想法只当作想法，逐渐脱离思维陷阱。方法包括正念练习、情绪日志和认知重评练习。正念练习强调把想法只当作想法，帮助学员看到对同一事物的不同解释，提高其认知灵活性（Kabat-Zinn, 2003; Zou et al., 2020）。例如，在觉察呼吸感受和正念行走中，练习觉察想法，引导学员把想法只当作想法，当作内心的主观现象。通过反复练习，想法变成了被观察的对象，学员会逐渐与想法等认知建立新关系。学员自然会发现，想法自动出现、来来去去，我们可以选择回应它，也可以选择只是观察和了解它。这样，我们就有更多的机会看到对同一事物的不同解释，而不是钻牛角尖，受制于某一个想法。然后，结合认知行为疗法的一些方法，如每天记录一项情绪日志，对记录下来的想法进行认知重评，再次评估这些想法的真实性，寻找其他可能的解释，提升认知灵活性，逐步脱离思维陷阱。

在以下章节中，本书将详细介绍 MIED 每次课程的内容和安排。此外，本书还摘录了部分已结业学员分享的课堂感受与笔者的答疑等内容，供读者学习。

投入生活

MIED 第一课

本章介绍 MIED 第一课，主题是投入生活，这是 MIED 缓解焦虑、抑郁情绪困扰的首要策略。内容包括：通过正念进食葡萄干练习，介绍正念的概念，引导学员有意识地投入当下的生活；通过身体扫描练习，进一步教授学员觉察和投入当下，允许自己在练习过程中出现不舒服的身体感受，为提升痛苦容纳力做准备。

课程安排

1. 开场练习。（10 分钟）

2. 简要介绍 MIED 课程，宣布保密规则和约定，获得学员承诺。

（5 分钟）

3. 请学员明确参与 MIED 课程希望达到的目标。（10 分钟）

4. 学员自我介绍。（40 分钟）

5. 正念进食葡萄干练习及体验分享。（35 分钟）

6. 身体扫描练习及体验分享。（25 分钟）

7. 发放资料。（5 分钟）

8. 三步呼吸空间练习，结束课程。（5 分钟）

开场练习

首先，老师对学员表示欢迎，简要介绍自己，然后带领学员做觉察呼吸感受的练习。课程一开始就带领学员做正念练习，是为了强调 MIED 课程的基础是正念练习，同时也能在一定程度上让学员把注意带到课堂上。指导语如下，其间适度停顿：

各位学员好，我是××，是这门课程的老师。

大家即将跟随我学习的课程叫作情绪困扰的正念干预，也叫 MIED。MIED 课程的基础是正念练习，我先带大家做正念觉察呼吸感受的练习。

请大家体会一下自己此刻的身体感受，需要的话，可以调整一下自己的坐姿，尽量让自己坐直，让自己感觉舒服。

现在可以轻轻闭上眼睛，或者让目光落在身体前方 1 米左右的地面上。

现在邀请自己体会一下此时此刻的内心。你可能会发现，自己内心有很多想法，有可能好奇这个课程会是怎样的。关于老师，关于同学，有好奇，有疑惑，这些都很正常，是自动出现的想法，让它们存在好了。

现在邀请自己体会当下的腹部感受，体会呼吸带来的腹部感受。体会伴随着呼吸，腹部的起伏。

注意，不需要调整呼吸的节奏。如果当下的呼吸不顺畅，就邀请自己体会这个不顺畅的呼吸的感受，只是体会就好，不需要让呼吸变得顺畅。

如果呼吸短，就体会短呼吸带来的感受；呼吸长，就体会长呼吸的感受；呼吸浅，就体会浅呼吸的感受；呼吸深，就体会深呼吸的感受。

当下的呼吸不管是什么样子的都可以，不需要干预和调节它。

体会呼吸感受的时候，注意会自然停留在腹部一段时间。在这段时间里，一刻接一刻地体会当下腹部的呼吸感受，不需要排除念头，也不需要努力把注意保持在腹部上。

或早或晚，注意就会跑到其他地方去，跑去听声音、思考、想象，或感受其他部位的感受，这些都很正常。

我们要做的就是在发现自己的注意跑到其他地方以后，知道刚刚那一刻注意跑到了哪里，允许当下的身心状态，然后温和而坚定地回到体会当下的呼吸感受就好。

好的，练习就做到这里，现在可以慢慢睁开眼睛。

请各位学员依次用一个词，描述当下的感觉。

先从我开始，我感觉平静。

好的，现在从我的右边开始。

学员的感受是多样的，通常包括：平和、安静、紧张、僵硬、放松、平静、安详、舒适、好奇、疲惫、享受、放空、沉重、恬静、酸痛等。对于这些感受，老师的态度是欢迎的、接纳的。学员分享结束后，老师做简单的回应：所有感受都很好，感受没有标准答案，关键是如实地感受。

简介课程，宣布规则和约定

在开场练习之后，老师对 MIED 课程做简要介绍。主要介绍课程的适用对象、课程效果和特点，以及注意事项。

好，各位学员，我来向大家简要介绍一下情绪困扰的正念干预课程。从课程名称大家就可以了解，这门课的目的是缓解焦虑、抑郁等情绪和状态对我们的困扰，减少内心痛苦。这门课既可以帮助处在情绪亚健康状态的人，也可以作为正在进行心理学或医学治疗的焦虑、抑郁障碍患者的辅助干预方法。

这门课程是在正念减压疗法和情绪障碍跨诊断治疗的统一方案的基础上发展制订的。这两种干预方法对缓解焦虑、抑郁情绪困扰的效果已有大量的实证研究支持，只是 MBSR 针对的是压力，UP 主要用于个体咨询。情绪困扰的正念干预课程基于 UP 等提出的焦虑、抑郁障碍的心理病理学机制，提炼出情绪困扰的心理病理菱形模型，采用 MBSR 的干预框架和集体授课形式，围绕四个核心干预策略进行干预。已有多项研究表明，如果能够较为完整地参与课程学习，完成课程安排的每天半个小时的任务，包括正念练习、知识学习和实践等，大部分学员能体会到明显的获益，包括情绪困扰和压力的缓解，以及睡眠的改善。

从刚刚的练习中大家可能已经体会到，这门课与其他以教授知识为目的的课程不太一样。这门课主要依靠你们自己投入练习和行动，来让自己获益。当然，课上会讲解练习方法及心理学知识，帮助你们理解缓解情绪困扰的原理和策略。在这门课中，我们需要通过规律的正念练习，有意识地投入生活，觉察自己的身体感受、内心现象和行为模式，与我们内心的想法、身心感受建立新的关系，逐步减少过度的情绪性行为，这是改善情绪困扰的策略。这些只能靠自己练习，靠自己的行动才能达到，其他人不能帮你做，正如健身，效果来自正确而持续的行动。这就是为什么我们邀请各位学员给自己一个承诺：在接下来的 8 周时间里，把这门课和相应的练习作为最重要的事情来做。

大家可以看到，我们的课程有这么多同学参与。为了确保良好的授课环境，在课上，请各位学员关闭手机或者将手机调成静音。另外，注意不要在上课期间看手机，让自己更专注地投入课程。每次课会持续两个半小时左右，一般来说，不会安排课间休息，如果需要喝水或者上卫生间，在尽量不妨碍其他人的情况下，自己安排就好。

然后，向学员介绍保密等方面的规则和约定，请大家举手同意。

好，现在我来讲一下关于课堂分享的规则和约定。首先是保密方面的约定。

在每次课上，我会带领大家做正念练习，邀请你们分享自己在练习和日常任务中的体验、发现和问题，在此过程中教授大家正确的正念练习方式，以及缓解焦虑、抑郁情绪困扰的策略和方法。每位学员的分享和提问时间一般不超过3分钟，通常不太会涉及个人隐私，但也不能完全避免。因此，为了让每一位学员都能感受到足够的安全，在课上畅所欲言，我们做一个约定，凡是涉及个人隐私的信息，在座的所有人不能在课堂之外讨论。作为老师，我代表整个教学研究团队向大家承诺，对于收集上来的信息以及课堂录音的处理和使用，会严格按照知情同意书的约定执行，遵循《中国心理学会临床与咨询心理学工作伦理守则（第二版）》中对隐私权和保密性的规定。大家是否同意？如果没有问题，请大家举手表示同意（大家举手同意后继续）。

此外，为了确保课程按计划进行，在课上如果没有得到老师的允许，对于其他学员分享的内容，各位学员既不评判，也不提建议。建议大家尽可能认真倾听，包括听我的回应，从互动过程中，学习缓解情绪困扰的知识和方法。事实上，在以往的课程中，很多学员提到，其他学员的分享和提问也是自己获益的重要来源。

制定目标

　　MBSR 和 UP 都设置了邀请学员制定目标的环节，旨在增强学员学习和行动的动机。通常，学员在课程进行过程中会出现矛盾心理，动机也会波动，这都是正常的。在心理咨询与治疗中，这种现象也很常见。虽然学员希望通过课程的学习缓解情绪困扰，但客观上，改变是困难的，需要投入时间，需要采取实际行动，往往会遇到困难和令自己痛苦的情境。所以，课程开始时需要学员明确目标，对困难有所预期，在此基础上下定决心把 MIED 课程学习作为本阶段的首要任务来完成。

　　关于目标的设置，指导语如下：

　　各位学员，现在请大家问自己一个问题："在 MIED 八周课程结束的时候，我希望达到什么目标？"请思考和设定 3 个目标。

　　好的目标有两个特点：第一是具体化，第二是在这八周内有可能实现。可以问自己："如果我觉得不那么焦虑或抑郁、压力没那么大了，我打算做什么？"例如，"以前我可以跟别人一起去吃饭，现在因为太焦虑了，不能去了。希望八周过后，我能够再约朋友出去吃饭、看电影"，"现在我很难在别人面前讲话，希望八周以后，我能够当众讲话"，"我觉得每天自己看手机的时间太长了，工作严重拖延，希望我能改变这个状态，按时完成任务，减少看手机的时间"。类似这样具体的、在八周内可能达到的目标，请列出 3 个。

然后，安排课程助教给每位学员发一张纸和一支笔。

学员自我介绍

定好目标后，请学员就近两两一组，做自我介绍，介绍自己的名字、职业、课程目标，以及愿意分享的其他内容。提醒大家，自我介绍时尽量采用耳语的方式。时间上，每人不超过 2 分钟，一共 4 分钟。4 分钟过后，请大家回到大组，依次简要介绍自己，每人不超过 2 分钟。以下节选了一些学员的目标：

"我希望自己这学期的作业不要到最后一个小时才交上去。"

"我是一个手机几乎不离身，吃一顿饭能看大概 20 次手机的人。我朋友说跟我一起吃饭，我一直在看手机。我希望减少玩手机的时间。"

"我来参加这个课程，第一个目标是缓解焦虑状态，我现在有明显的躯体症状，头疼，睡眠也不好。另外，我会回避一些比较重要的社交场合，害怕去，我希望完成课程学习后能去参加一些活动。"

"我在当众讲话的时候，一般会特别紧张。严重的时候觉得自己的心都要跳出来了，只有进气没有出气。课程结束后，我希望能改掉这个毛病，可能没办法完全克服，能减轻一点就行。"

"我现在的状态一团乱麻。我有很严重的情绪问题，情绪不稳定，影响了我跟家人的关系。这是我第一个想改变的地方。第二个，孩子今年上小学，我感觉很焦虑，这种焦虑会传递给我的孩子，所以我特别希望控制它。第三个，希望能改善我的人际关系。我对人际交往有些回避，很少参加集体活动，就像现在这样，我一说话就紧张。"

"我有一些疑病症的症状。有时会感觉身体的某一个部位有点儿不对劲，然后就会整天担忧，疑神疑鬼，担心自己会不会得了很严重的病，很焦虑。去医院一查，每次都是没问题。希望能缓解我在这方面的困扰。"

"我希望能够勇敢表达自己的意见。在生活中遇到事情的时候，比如我跟别人讨论的时候，我明明不认同别人的观点，但是我觉得不能和别人吵，就会沉默，或者说'你说得对'。我希望自己能勇敢表达自己的观点。"

"我的自卑感比较强，我想找回自信，能跟人正常交流，消除紧张。"

"我希望自己每天能够坚持运动至少半个小时，每天休息时看手机的时间减少到两个小时。"

"我希望自己对待想做的事情能够更专注，希望在工作上能及时提出自己的观点，积极面对不足或困难，而不是逃避。"

学员们的目标，可以反映出他们的现实困扰，其中不少目标在具体化和操作化程度上并不理想，甚至依然聚焦在缓解或者控制情绪感受上，这是有问题的目标。客观上，在这个阶段，希望学员意识到自己的目标存在问题，都制定出合适的目标，是不现实的。而且，这个环节的主要目的是激发动机，所以不用花太多的时间来干预这方面的问题，继续按计划推进课程。

在所有学员完成分享后，老师要进行小结和反馈。首先，表达这些目标都是很常见的。比如希望缓解焦虑、抑郁的情绪感受，能表达自己的意见，能够正常与人交往，能够当众讲话，能够及时完成任务，等等。这些目标也正是这门课希望帮大家做到的，就是缓解情绪困扰，提升生活品质。

其次，老师强调投入到课程中的重要性，说明改变并非易事，在干预过程中学员甚至会体验到暂时性的、强烈的痛苦，随着课程的深入，只要学员能够坚持高质量地完成课程学习，终会有所收获。请各位学员要求自己在八周的课程中，准时出席、每天做至少 15 分钟的正念练习、认真完成课堂练习和课后作业。

最后，我们将在八周课程结束时回顾这些目标：哪些目标实现了，哪些目标没有实现，获得了什么经验，等等。考虑到部分学员可能会丢失写下目标的这页纸，可以安排助教收集起来，最后一次课再发给大家，请学员对照进行评估。

这个环节完成后，就进入正念进食葡萄干的练习。

正念进食葡萄干

正念进食葡萄干是 MBSR、MBCT 第一课的经典练习。这个练习旨在引导学员投入到当下的进食行为中，更好地理解正念的概念。在 MIED 课程中，老师可通过这个练习引入缓解情绪困扰的首要策略——投入当下的生活。指导语如下：

各位学员，下面我们要做的练习，叫正念进食葡萄干。这个练习能帮助大家体会什么是正念，以及怎么练习正念。

现在请助教给大家发一下葡萄干，每个人三颗。拿到的学员先不要着急吃，我稍后会带大家一起吃，正念地吃。

各位学员，不管你现在拿没拿到葡萄干，都可以体会一下自己当下的感受，或许是好奇，或许是着急，什么感受都很好。

大家都拿到三颗葡萄干了吗？（确认都拿到后继续）

好，先拿一颗葡萄干放在自己的手心上，可以掂一掂这颗葡萄干，感受它的重量，感受它的存在。

虽然我们过去可能吃过很多葡萄干，但客观来讲，此刻我们手里的这颗葡萄干，是自己有生以来第一次见到的、独一无二的葡萄干。所以，我们来仔细观察一下自己手心的这颗葡萄干。

可以仔细来看一看这颗葡萄干，它的色泽，它的纹理。

只需要观察这个葡萄干就可以，不需要控制内心的想法或调整身心的状态。

好，现在可以把这颗葡萄干拿起来，对着光看，看看这颗葡萄干的通透性。

好，现在拿着葡萄干慢慢靠近鼻子，体会葡萄干的气味。看看能不能找到一个距离点，在这个点上，你可以闻到葡萄干的气味，拉远点就闻不到了。

此刻或许你感受到自己在分泌唾液，这很正常，不需要控制它。

现在把葡萄干慢慢靠近鼻子，体会随着葡萄干离鼻子越来越近，气味的变化。

好，现在把葡萄干放到耳朵边，用两个指头捏一捏葡萄干，稍微使点劲，注意不要捏破它，看看能不能听到声音。

好，现在慢慢把葡萄干拿开，像打太极拳一样，觉察自己的动作，体会自己的手慢慢把它拿到离身体最远的地方。

现在慢慢拿着葡萄干靠近自己的头部，靠近自己的嘴，慢慢把它放进嘴里，注意不要咬开它，只是把它放进嘴里，体会嘴是怎么接收它的。

现在可以用舌头感受葡萄干此刻的味道，感受它的形状，它的纹理。可以用舌头带着它来触碰牙齿，触碰口腔壁，让口腔来体会这颗葡萄干。

当你准备好了，有意识地咬第一口，感受它的硬度，它的形状变化和此刻的味道。

现在有意识地咬第二口，然后慢慢地一口一口地咀嚼，感受葡萄干的味道在口腔扩散，感受葡萄干的表皮、果肉的质地。

留意自己吞咽的意图，然后让自己有意识地、一小口一小口地吞咽。

当你吃完了，如果愿意的话，可以对这颗葡萄干说一声"谢谢"，感谢它带给自己的体验。

好，我们来吃第二颗葡萄干。（按照同样的要点和节奏进行）

第三颗葡萄干。（按照同样的要点和节奏进行）

好，我们刚刚正念进食了三颗葡萄干。在这个过程中，你的体会是什么？有什么发现？下面请几位学员分享一下自己的体会。

我先说明一点，客观上，每个人的体会是不一样的，没有标准答案，也没有好与不好之分，你的体会是怎样就是怎样，都很好。

好，哪位学员愿意先分享自己刚刚进食葡萄干的体会？

（有人举手）好，欢迎。

学员的体会是多样的，通常大多数学员会说自己对葡萄干的体会更加深入和细致了，能发现不少以前没有发现的细节。有些学员还会感到愉悦，有所领悟。当然，有些学员会说没什么特别的感受，或感到不舒服，比如感觉有些着急或者觉得葡萄干不干净等。对于所有的感受，老师都要表示欢迎。

以下是节选的部分学员分享的体会：

学员1：当老师说把葡萄干慢慢靠近鼻子，直到刚好能闻到气味的位置停住，我觉得这个过程特别奇妙。我以前吃葡萄干的时候，不会特意去闻葡萄干，就直接扔到嘴里吃。除非是一大袋葡萄干，打开袋子时会闻到葡萄干的味道。我从来没有这么仔细地感受过一颗葡萄干的气味，而且我发现葡萄干的气味和它与鼻子之间的距离有关系。当我找到那个距离，刚好能闻到的时候，我觉得特别欣喜。

学员 2：我之前不是特别喜欢吃葡萄干，有时候可能两三颗一起吃。今天却每次只吃一颗，而且专注于舌尖这颗葡萄干的时候，尤其是老师说注意葡萄干的味道是如何在口腔中扩散的时候，我突然意识到葡萄干是一个很好吃的东西，我想这可能是正念带给我的第一个甜头。

学员3：我以前吃这些东西时，一般心里想的都是别的事儿。今天当我吃完最后一颗葡萄干的那一刻，我的脑海中蹦出来两个字——完整，这种完整的感觉让我很高兴。

学员 4：观察葡萄干的时候我觉得它特别美，尤其是透过光看的时候，那种晶莹剔透的样子，脉络非常清晰。然后，我跟着老师的引导一步一步地去做的时候，会有一种迫不及待的感觉。最幸福的一刻是咬开葡萄干的时候，那种香甜，那种特别好吃的味道在嘴里蔓延开来。这个时候我特别希望放一把葡萄干在嘴里，我在想平时吃葡萄干的时候就没有这种特别迫切、特别享受的感觉。

学员 5：把葡萄干放在耳边的时候是听不到声音的，但是用手一捏就能听到"呲呲"的声音，然后脑海里出现一个画面——葡萄干里有黏黏的糖分。葡萄干靠近鼻子的时候，有一个很明确的点，只要往前一点就能闻到它的气味，稍微离远一点就闻不到了，这让我有点新奇。还有在口中咀嚼的时候，嚼到第三口的时候，就有特别浓郁的甜味释放出来，甚至有点腻，我感觉自己没吃过这么甜的葡萄干，这是一个不一样的体会。

学员 6：我第一次如此认真、缓慢地感受葡萄干的形状、颜色、气味、纹理和味道。看到了，闻到了，吃到了，真切感受到了每一颗葡萄干的独特性，很有意思。我对每个环节都很好奇，能发现每一颗葡萄干的美丽和唯一性。

学员 7：一开始我觉得很慢，认为看、听、闻没有意义，有些不耐烦。另外，其实葡萄干要洗完再吃，这次练习没有清洗，让我觉得有一点别扭。然后，当我放下这种别扭的感觉，跟随指导语，专注于体验进食葡萄干的感觉，吃到第三颗的时候，会不自觉地产生一种愉悦感。

学员 8：吃葡萄干的时候我感到很急躁，有些烦，想法很多，想要快点结束。按照指导语把葡萄干放进嘴里后，还没有等到老师说咀嚼，就咽下去了，感觉有点自责，无法进入状态。

分享环节结束后，老师结合学员的反馈，介绍正念的概念：

谢谢几位学员的分享。我们刚刚做的是正念进食葡萄干的练习，大家刚刚体会了，这种吃葡萄干的方法与我们通常的进食方式不太一样。我们会有意识地花更多的时间全方位地探索和体验葡萄干，体会葡萄干带给我们的感受，并且允许当下身心的任何感受、想法、状态的存在。

以这样的方式进食葡萄干的时候，我们通常会发现，自己对葡萄干的体会更加深入和细致。我们能够发现一些平常没有注意到的细节，能够更多地感受到它的味道。这是因为我们把更多的心思用在观察和体会葡萄干上，所以我们对它有了更加细致的感受。刚才有学员提到自己感觉到欣喜或愉悦，这也是一个常见的现象，主要是因为我们把注意投入到当下。

客观上，在大部分的时间里，我们在思考，或回忆过去，或思索未来，或受情绪驱动而反思、计划，所以我们的感受通常不会那么愉悦。但是，当我们更多地投入当下的生活，就能体会到当下的平静和美好，心情自然会愉悦一些。几年前，《科学》杂志刊发了一篇论文，验证了这一点，即活在当下会体验到更多的幸福感。

当然，有些学员在练习过程中没有什么明显的感受，也可能有不舒服的感受，比如觉得太慢、感觉着急，这也是很好的发现。随着正念练习的深入，我们会更了解自己的内心，更了解自己的想法和情绪感受，了解它们对我们的影响，并且学习采用新的方式与它们相处。

那么，什么是正念？按照正念减压疗法创始人卡巴金教授的定义，正念就是一种特殊的注意，是有目的的、此时此刻的、不评判的注意。例如，我们聚在一起学习，每个人都有自己的目标。此外，在进食葡萄干的练习中，我们把注意带到当下这颗葡萄干上，去看它、去听它、去闻它、去品味它，不评价自己的体验好或者不好。这就是正念练习。

正念进食葡萄干练习结束后，进入身体扫描的练习环节。

身体扫描练习

身体扫描练习是依次把身体各部位的感受作为观察对象的一种正念练习。在练习过程中，像正念进食葡萄干练习一样，老师带领学员体会自己身体各部位的感受，学习允许不舒服感受存在，提升学员对不舒服感受的容纳力。MIED 课程对日常正式练习的时间要求为 15 分钟，研究表明，每天 15 分钟甚至时间更短的正念练习也有效果。15 分钟身体扫描练习的指导语如下：

各位学员，下面我来带领大家做一个 15 分钟左右的身体扫描练习。

在这个练习中，我们觉察和接纳的对象是自己身体各个部位的感受。在此过程中，不管觉察到什么，有没有感受，舒服或不舒服，允许它们存在，不做调整，让它们按照自己的样子存在就可以了。

这个练习坐着就可以完成，当然也可以躺着做。好，现在先让自己坐舒服，背部直立，双肩下沉，不用使劲。

当你准备好了，我们来体会此刻呼吸带来的腹部感受。只是体会，不用调整呼吸，让呼吸按照它自己的样子进行就可以。

好，当你准备好了，带领自己的注意，沿着左大腿、左小腿到脚掌，感受此时此刻左脚脚掌的感觉。

你可能会体会到脚掌与地面接触的感觉，或许还能感受到脚掌、脚趾的某些部位有麻麻的感觉，或者刺刺的感觉。当然，有些地方什么感觉也没有，这很正常，不需要为了让自己有感觉而挤压自己的脚掌。

请直接体会，而不是去想象左脚掌的感受。如果发现自己在想象的话，这也很正常，想象是内心的一种主观活动和现象，知道就行，再次邀请自己体会当下脚掌的感受。

当你准备好了，体验此刻左脚踝的感受。仔细地体会和感受左脚踝的皮肤和关节，这么多年来，它一直在默默地支撑着自己的身体，默默无闻地做贡献，如果愿意的话可以向它说一声"谢谢"。

好，现在往上来感受左小腿此刻的感觉，左小腿的皮肤的感觉，肌肉的感觉，骨骼的感觉。我们通常不能感受到骨骼的感觉，这很正常，去感受就可以。

不管体验到什么感觉，舒服或者不舒服，我们都让这些感觉存在，不去调整或者干预它们。

好，往上感受左膝关节，膝关节的皮肤、关节，愿意的话可以对它说声"谢谢"，感谢这么多年来它默默无闻的贡献。

然后再往上，来感受此刻左大腿的感觉，左大腿的皮肤，左大腿的肌肉，左大腿的骨骼。

什么感觉都很好，舒服的感觉、不舒服的感觉，能觉察到感觉或者觉察不到感觉都可以，不需要调整，去体会就好。

可以留意一下，自己是不是在使劲去感受。如果在使劲的话，了解一下自己是否希望体会到什么感受，知道它是一个想法就好，依然回到体会此刻的感受上来，体会感受很容易，不用使劲。

我们当下要做的就是体会感受，并且不管体会到什么感受，有感受或者没感受，喜欢的感受或者不喜欢的感受，都可以。不需要去调整它，或让它变成我们期望的样子。

好，当你准备好了，带着注意，沿着自己的右腿往下，到右脚的脚掌，感受此时此刻右脚掌的感受。

脚背，脚底，还有脚趾，有感觉或者没感觉都可以。

好，现在来感受右脚踝。踝关节的皮肤、关节。

然后来感受右小腿。右小腿的皮肤，右小腿的肌肉，右小腿的骨骼。愿意的话可以对它说一声"谢谢"。

好，往上感受右膝关节，感受右膝关节的皮肤、关节。

好，现在来感受右大腿，感受此时此刻右大腿的感觉。右大腿的皮肤、右大腿的肌肉、右大腿的骨骼。愿意的话，可以对它说一声"谢谢"。

好，现在我们来感受自己的臀部，感受此时此刻臀部的感觉。

然后，往上感受自己的躯干，感受整个躯干的感觉。自己的腹部，腹内的器官。感受胸部，胸腔里的器官。

愿意的话，可以向自己的各个器官说一声"谢谢"，感谢这么多年来它们默默无闻的贡献。

好，沿着左臂往下，感受自己左手的手掌，感受整个手掌。

然后再往上感受左手腕，左前臂，左前臂的皮肤、肌肉、骨骼。

往上感受左手肘，左上臂，左肩膀。

继续来感受右肩膀。

顺着右臂往下，来感受右手的手掌，右手腕，右前臂，右手肘，右上臂。

然后，经过右肩膀感受脖子的感觉。从脖子往上感受整个头部的感觉。

现在，体会此刻腹部的呼吸感受。

好，身体扫描练习就做到这里。

一般来说，这个时候已经快到下课时间了，老师可以结合实际情况，请几位学员分享感受或提问。老师可以以听为主，不用过多讲解，邀请学员带着好奇继续练习。

结束课程：发放资料和三步呼吸空间练习

在课程结束前 10 分钟，向学员发放课后资料，并强调要点，包括正念的定义、练习的重要性等。

最后，以三步呼吸空间练习来结束本次课程。

我们来练习三步呼吸空间，结束今天的课程。

第一课课后资料

舒服地坐好，两手自然地放在大腿上，慢慢地闭上眼睛，体会此时此刻的心情，此时此刻可能还有些想法、身体感受，这些都很好，知道即可，让它们存在。

不用去排除自己的想法，不需要调整自己的状态。

好，现在体会呼吸带来的腹部感受，让呼吸按照自己的节奏进行，不用去调控它。

现在拓展自己的注意，体会整个躯干，感受身体伴随着呼吸的感受。

当你准备好了，可以慢慢睁开眼睛。

好，本次课程到此结束，下个星期再见。

情绪的功能和价值

MIED 第二课

　　MIED 第二课的主题是介绍情绪的功能和价值。情绪是人类心理必不可少的一部分，是人类经过长期进化保留下来的体验。受情绪困扰的个体往往对痛苦情绪感受不容纳，视它们为问题，从而采取过度的情绪性行为以控制或消除它们，这也是情绪困扰得以维持甚至恶化的心理因素。了解情绪感受的功能和价值，有助于学员更好地容纳情绪感受。

课程安排

1. 卧式身体扫描练习。（40 分钟）

2. 正念沟通。（15 分钟）

3. 课堂讨论：分享和答疑。（60 分钟）

4. 介绍情绪的功能和价值。（5 分钟）

5. 讨论"九点图"，理解想法的制约作用。（5 分钟）

6. 介绍情绪日志，区分情绪的三个成分：想法、感受、行为。（10 分钟）

7. 正念觉察呼吸感受练习，结束课程。（15 分钟）

卧式身体扫描练习

第二课从 40 分钟左右的卧式身体扫描练习开始。本次练习对身体的扫描将更为细致，为有意愿在日常生活中花更长时间练习的学员提供了这样的练习方式。而且，在本次身体扫描练习中，当学员遇到不舒服的身体感受时，老师会邀请学员主动体会这个不舒服的感受，探索不舒服感的范围、中心点和强度，尤其是体会感受的变化，尽量不调整不舒服的感受，然后再次回到练习中来。这样做的目的是帮助学员发现感受本身是变化的，会来也会走，不需要调整它们，从而引导学员改变情绪调节的行为和习惯，提升对不舒服感受的容纳力，具体指导语如下：

各位学员，欢迎大家来参加 MIED 第二课。在正念干预课程中，最重要的就是练习。下面我们要做的是上一周做过的身体扫描练习，但这一次我们会花更长的时间，大概 40 分钟左右，更细致地扫描和体会每一个身体部位的感受。

好的，现在请大家带着对当下的觉察，拿上瑜伽垫和枕头，在教室里找到一个合适的地方，铺好瑜伽垫，放好枕头，平躺在垫子上，侧卧也可以，尽量让自己躺得舒服些。

（确认大家都躺好了）

如果准备好了，可以慢慢闭上眼睛，先邀请自己体会此刻腹部的呼吸感受，体会伴随着呼吸腹部的起伏。不需要去调整呼吸，什么样的呼吸都可以。

现在，带着自己的注意沿着左大腿、左小腿，到左脚掌，依次感受左脚的脚趾，感受脚趾的皮肤、指甲，依次感受每一个脚趾。

直接去感受就可以，如果发现心里在勾画脚趾的样子，那是想象出来的，是内心的景象。这是正常的，知道那是想象出来的就行，然后依然直接去体会左脚脚趾的感受。

你可能会发现，脚趾有些部位感受明显一些，有些部位没有明显感受，或者整个脚趾没有感受。无论是有感受还是没有感受，都可以。

无论是温暖的、有点儿凉的、有点儿麻的感受，还是舒服的或不舒服的感受，什么样的感受都可以，去体验就好，让这些感受存在，允许和接纳此时此刻的任何感受。

当你准备好了，邀请自己体会此刻左脚的脚底，可以从脚趾向脚后跟扫描，感受此时此刻左脚底的感觉。

请留意，自己是否在头脑里想象脚底的样子，如果发现自己在想象，知道这就是自己的内心活动而已。这是正常的，不用排除它，然后再次直接体会左脚底的感受就可以了。

　　你可能会发现身体的很多地方没有什么感受，这是正常的，没有感受也是一种感受。不需要使劲地觉察和感受，或希望自己能够感受到什么。

　　现在邀请自己感受左脚的脚背，感受此时此刻左脚背的皮肤，左脚背的骨骼。你可能体会不到骨骼的感受，这很正常，去体会就可以，带着放松的、好奇的态度来体会。

　　要留意自己是不是在使劲体会感受，或者想要保持注意集中，想要获得某种好的感受或者状态。如果你发现自己在使劲的话，可以让自己放松下来，只是带着好奇、轻松的态度来体会就可以。觉察或者体验感受是一件很容易做到的事情，并不需要使劲。

　　现在来体会左脚的踝关节，感受此时此刻踝关节的感觉。有些地方有触觉，还可能感受到皮肤的感觉，或许还能体会到温暖的感觉。愿意的话可以对踝关节说一声"谢谢"。感谢这么多年来它对身体的支撑，默默无闻地做贡献。

　　好的，现在往上感受自己的左小腿，感受此时此刻左小腿的感觉。皮肤的感觉，和垫子接触的感觉，肌肉的感觉。也不妨去探索一下小腿骨骼的感觉，虽然通常没有什么感觉。愿意的话可以对左小腿说一声"谢谢"，感谢它这么多年来的贡献。

　　好，下面来体会和感受自己的左膝关节，感受此时此刻左膝关节的感受。膝关节的皮肤，尝试去探索一下关节内部的感觉。

　　当你准备好了，往上感受左大腿，体会此时此刻左大腿的感受。

从前往后来体会左大腿的感受，从一端向另外一端来感受。然后再从外向里来体会，感受左大腿的皮肤、肌肉和骨骼。

好，带着注意越过自己的臀部，经由右大腿、右小腿到自己的右脚，感受此刻右脚趾的感觉。依次来体会和感受右脚的脚趾。

好，现在邀请自己感受右脚的脚掌，从一端往另外一端慢慢地扫描，感受自己脚掌的感觉。

有些地方可能麻麻的、胀胀的，有些地方什么感觉都没有，有感觉或者没有感觉，舒服的感觉，不舒服的感觉，任何感觉都可以。我们当下要做的只是去感受、去体会，允许它们存在，不需要放大感受，也不需要调整当下的感受。

当你准备好了，接着感受自己右脚的脚背，感受此时此刻右脚的脚背，从一端扫描到另外一端，然后再从外向里来感受右脚背的皮肤、骨骼，右脚背的肌肉，任何感受都可以。

好，当你准备好了，来感受自己的右踝关节。感受此时此刻的踝关节的感觉。可以从外向里来感受，感受踝关节的皮肤，直到踝关节的内部。愿意的话，向踝关节说一声"谢谢"，感谢这么多年来它默默无闻的贡献。

当你准备好了，来感受此时此刻的右小腿。感受右小腿的感觉，从前往后慢慢地扫描，慢慢地体会，再来体会皮肤、肌肉和骨骼。

不需要使劲去感受，只要轻松地探索就可以，不需要改变当下任何的感受，也不需要保持注意。

如果此刻感到有困意，想要睡觉，那么可以让自己睁开眼睛，或者让自己把一只手抬起来，看看这样能否让自己清醒一些。

当然，如果实在很困，不需要跟困倦做斗争，可以让自己睡一会儿，睡醒了再继续练习。

好，现在来感受右膝关节，探索右膝关节此时此刻的感觉。愿意的话，可以对它说一声"谢谢"。

现在往上感受右大腿。慢慢地扫描自己的右大腿，体会此时此刻右大腿的感受，然后从外向里来感受右大腿此时此刻的感觉。

当你准备好了，感受臀部的感觉，臀部的皮肤、肌肉，以及骨骼。

好，现在往上感觉自己的腰部。可能腰的某些部位有麻麻的感觉，还有些疼痛的感觉，有些部位什么感觉都没有，这些都可以。

我们并不需要去调整或者改变当下的感觉，尤其是那些不舒服的感觉，我们要学习的正是体会它们，与它们共存，不打算改变它们。

如果遇到不舒服的感觉，邀请自己有意地体会，探索这个感觉的范围有多大，有没有最不舒服的地方，感觉的强度如何。如果给自己足够的时间来体会，就有机会发现，这个感觉本身也是变化的。

当然，如果实在觉得不舒服，也可以在尝试与它们共存一会儿后，有意识地调整自己的身体姿势。

好，现在邀请自己感受腹部的感觉，体会伴随着呼吸，腹部的起伏。

你可能会发现，自己的注意会被周围的声音带走，或者内心会跑去思考、想象、计划，这些都很正常，这是练习时必然会发生的，也是练习中一个必不可少的环节。

当你发现以后，看看刚刚的那一刻自己的注意去了哪里，然后温和而坚定地回到体会当下的身体感受上来。

现在来感受一下腹部内脏器官的感受。你可能可以体会到，有些器官有胀胀的感觉，或者麻麻的感觉，当然更多的是什么感觉都没有，这些都很好，我们并不需要去改变它。

我们要学习的就是去感受它，并且允许现在的感受就是这个样子。

愿意的话对腹部的内脏器官说声"谢谢"，感谢这么多年来它们一直默默无闻的工作。

好，现在往上感受胸腔的感觉，感受胸腔伴随着呼吸起伏的感觉。

不需要调整呼吸，只是感受就可以。

邀请自己感受胸腔里的器官，带着好奇来探索，愿意的话对它们说声"谢谢"，感谢这么多年来它们一直在默默无闻地做贡献。

好，来感受背部的感觉，感受此时此刻背部的感觉。伴随着呼吸，背部与垫子之间触觉的变化。

当你准备好了，带着注意往上到自己的左肩膀，沿着左上臂、左前臂到左手，感受自己左手的手指。

依次感受左手的手指，一个指头、一个指头地感受，从指尖到指根感受每一个手指的感觉。

好，来感受左手的手掌，感受此时此刻手掌的皮肤，手心的感觉。

再来感受手背的感觉。轻松、好奇地体会就可以，不需要使劲去感受到什么感觉，有感觉也可以，没有感觉也可以，没有感觉也是当下的感觉。

好，往上感受左手的手腕儿，手腕的皮肤、关节。

邀请自己感受左前臂，扫描自己的左前臂，体会左前臂的皮肤、肌肉和骨骼。

好，来感受左手的肘关节，体会此时此刻肘关节的感受。

如果发现自己的注意跑到了其他地方，跑去思考、想象，发现后先恭喜自己看到了这一点，然后了解一下刚刚那一刻自己的注意在哪里，如果是在思考，知道它们是想法就好，然后再次回到肘关节的感受上。

如果你发现自己的注意被身体其他部位不舒服的感受带走，那么可以邀请自己在那个部位停留一段时间，有意识地体会这个不舒服的感受，体会一下这个感受的范围有多大，中心点在哪里，强度如何，是否有变化。不需要改变它，继续练习。

好，往上感受左上臂，感受此时此刻左上臂的感觉。

现在感受此刻左肩膀的感觉。任何感觉都可以。

当你准备好了，带着自己的注意经过右肩膀，右上臂，右前臂，来到右手的手掌和手指，逐个感受右手指的感觉。

不管感受到什么都可以，没有感觉也可以，只需要去感受就好。如果发现当自己去感受的时候，手指会有不一样的感觉，这也可以。当下是什么感受都可以。

好，邀请自己感受右手的手掌，感受右手掌此刻的感觉。你可能会发现，有些地方有感觉，有些地方没感觉，这些都很好。

现在来感受右手的手背，感受此时此刻右手背的感觉。愿意的话，可以对右手说一声"谢谢"，感谢它一直以来默默无闻地做贡献。

好，现在来感受右手的腕关节，感受此时此刻手腕的感觉。

当你准备好了，来感受当下右前臂的感觉。感受此时此刻右前臂的感受，右前臂的皮肤，右前臂的肌肉，右前臂的骨骼。

或许你会发现自己的注意不断地离开右前臂，去听声音、去思考，或跑到其他部位，这很正常，这是正念练习的必要环节。

不需要因此批评自己或认为自己做得不好。我们要做的是，发现注意离开时，了解自己的注意刚刚去了哪里，恭喜自己真切地看到了内心不断游移的状态，然后再一次回到感受此时此刻的右前臂。

好的，当你准备好了，邀请自己感受右手肘的感觉。感受此时此刻肘关节的感受，探索皮肤的感觉，关节内部的感觉。

现在来感受右上臂的感觉，右上臂的皮肤、肌肉、骨骼。

当你准备好了，感受右肩膀的感觉，体会右肩膀的感觉，如果感到不舒服，尝试允许不舒服感觉的存在，尽量不去调整它。

而且，可以邀请自己有意识地体会不舒服的感受，探索这个感受的范围有多大，强度如何，是否有变化。如果你能给自己足够长的时间，就有机会体会到感受的变化。

现在感受脖子的感觉，感受脖子的皮肤、肌肉、骨骼。

往上感受后脑勺的感觉，头顶的感觉，然后感受左侧耳朵的感觉、右侧耳朵的感觉。

好，再来感受自己的额头，留意一下自己是否正皱着眉头，如果是的话可以尝试松开自己的眉头。

好，现在来感受自己的眼睛、鼻子，感受自己的脸颊，感受嘴唇、牙齿、舌头、下巴。

好，现在回到感受腹部此时此刻的感觉，伴随着呼吸腹部感受的变化。

好，当你准备好了，可以慢慢睁开眼睛，身体扫描练习就做到这里。

现在请各位学员，带着对当下动作的觉察，收拾好瑜伽垫，放到原来的地方，然后回到自己的椅子上。

正念沟通练习

身体扫描练习结束后，直接进入正念沟通的环节。在正念沟通练习中，一方面请学员回顾刚刚的身体扫描练习，以及过去一周完成正念练习及课程任务的体验、发现和问题；另一方面，把正念融入沟通的过程。我们使用 MBSR 的正念沟通形式，即两人一组，两个人轮流分享和倾听。分享的组员正念地说，即把注意放在述说上，另一位组员正念地倾听，即将注意放在倾听上，在此过程中不问问题、不交流。这样的沟通形式在日常生活中并不常见，能帮助学员练习正念地说和听。指导语如下：

　　下面我们要做的练习叫正念沟通。这个练习需要大家两两一组结成对子，然后轮流分享自己的练习情况。分享的内容主要有两个方面：一方面是在刚刚的身体扫描练习中自己的体会，有什么新的发现，遇到哪些问题；另一方面是在上一周的练习中，包括正式的正念练习和融入生活的正念练习，自己的体会、发现和问题。

　　好，下面我来介绍一下正念沟通的方法和程序。首先每组的两位学员确定谁第一个分享，然后先分享的学员开始分享自己的练习体验、发现和问题，时间不超过三分钟。在这三分钟内，说的学员把注意放在分享上，听的学员把注意放在倾听上。在这个过程中，不要交流，也就是说，听的学员不要提问，用心倾听，可以用点头等方式表示听到了，把不理解的内容先记在心里，等会儿再问。如果三分钟还没到，分享的学员已经讲完了，那么可以停下来，体会此刻的身体感受。到了三分钟，我会提醒大家。这时候，刚刚负责倾听的学员，把刚才听到的、能记起来的内容，复述一下，可以提出不理解或者有问题的地方，可以以"我刚才听到了你有……感受，有……发现，有……困难，我的问题是……"的句式来说，能讲多少就讲多少，时间不超过两分钟。在这两分钟内，与刚才一样，说的学员只是说，听的学员只是听，不要你一句、我一句地交流。两分钟结束后，先分享的学员可以回答问题、补充信息，时间为一分钟，依然是听的人只是听，说的人只是说。这样，第一轮分享、复述、补充的时间一共是 6 分钟。然后另一位学员开始分享，遵照同样的方式和程序，这样加起来，这个练习一共用时 12 分钟。

另外，分享时请大家以耳语的方式进行，也就是音量尽量低，保证对方能听见就可以。最后再次强调，分享时不要相互沟通，要体会这种正念沟通的方式，相信大家在这个过程中会有新的发现和体验。

课堂讨论：分享和答疑

正念沟通环节结束后，邀请学员回到大组进行分享和答疑。在这个环节中，老师结合学员的分享内容进行讲解和答疑。这个部分很重要，MIED 的相关知识主要是通过这个环节教授给学员的。而且，结合学员分享的实例，学员能够更好地理解、掌握课程的知识要点和技能。另外，不少学员的体验和问题具有代表性，可以为其他学员提供丰富的信息。

这个环节的时间控制在 1 个小时左右。每位学员分享练习的体验、发现和问题，时间不超过 3 分钟，然后老师结合其分享的内容和问题，进行讲解和答疑。平均每位学员用时 4～6 分钟，这样一节课可以邀请十多名学员分享。老师可以邀请学员自由发言，也可以采用学员轮流发言的方式。后者适用于发言不够积极的团体，且可以定期了解每位学员的练习情况。

老师：各位学员，下面我们进入大组分享的环节。分享的内容是自己今天和上一周做练习的体会、发现和问题。这是课程中非常重要的一个环节。在这个环节中，学员们会分享很多相同或不同的体会、发现和问题，很多体会和发现具有共性，我们可以从中学习，相互启发。而且，本课程的主要知识也是通过这个环节，结合学员们的体验、发现和问题进行介绍和讲解的。所以这个环节对所有人来说都是一个非常好的学习机会，欢迎大家积极参与。

关于问题的范围我强调一点，为了更好地服务于缓解情绪困扰的目标，欢迎大家提出在进行练习和完成任务中遇到的实际问题，不提倡提出假设性问题或者纯理论的问题。因为探讨这些问题既耗时间，又对实现目标没有什么贡献。

在时间安排上，每位学员分享和提问的时间不超过 3 分钟，然后我会结合学员的分享和提问，以及课程的主题进行反馈和答疑。因为时间有限，很难保证每个学员都能发言，所以每次课可以给十位左右的学员提供分享和提问的机会。我们可以按照顺序，这次先请一部分学员发言，下次请其他学员发言，这样可以保证大家在课上都有发言的机会。

好，我们开始吧。

下面列举的内容均来自以往参与 MIED 课程的学员分享，部分有删改，以突出要点，便于读者理解和学习。

学员 1：我在做练习的时候发现自己的思绪特别乱，以前从来没有注意过，做正念练习时我发现，自己在听录音的时候，意识好像"嗖"地一下就出去了，突然有了画面感，然后意识又回来了。

包括刚才躺着做身体扫描的时候，我发现自己一直在挣扎，老师要求我们清醒地练习，我就听着指导语，突然间变成画面，好像在梦里，又出来，然后又进入梦里，再出来。好像我从来都没有在完全清醒的状态下做过完整的身体扫描练习，都是中途就睡着了。

老师：恭喜你对自己内心的运作有了新的发现。我们的注意就是如此，经常会跑到其他地方去，成语"心猿意马"说的就是这个意思。在正念练习中，当我们体会到自己内心的状况，有了新的发现，可以先恭喜自己真切地发现了内心的运作状况。

做身体扫描练习的确容易睡着。刚刚在练习中，就有好几位学员打鼾。在练习的时候，如果你很困，不需要与之对抗，可以让自己休息会儿，等睡醒了再练习。当然，睡觉并非正念练习，所以平时要选择一个相对清醒的时间来练习。最好在早上，在每天开始学习或工作之前做正念练习。然后，如果晚上睡眠质量不太好，睡前可以增加一次身体扫描练习。

另外要强调一点，在所有的正念练习中，我们不需要管控自己的注意，不需要用力紧紧盯着选定的觉察对象，不需要努力保持注意，不需要排除想法或所谓的杂念。我们要做的是发现自己的注意跑到别处了，先恭喜自己体会到内心的运作状况，如果是跑去思考和想象，把想法当作想法来对待，它们会来也会走，然后温和而坚定地回到练习上来，体会当下所选定部位的身体感受。很快地，我们又会发现自己的注意跑走了，再次恭喜自己体会到内心的运作状况，把刚刚那一刻的想法当作想法，再次温和而坚定地回来，这就是正念练习的要点。正念练习就是按照这个操作要点一次又一次地做，成千上万次地做。这个操作在座的每一位学员都能做到，并不难。

学员2：我来说说我的体验。上一周的正念练习让我感到困惑。我觉得比起发现自己走神了，更多的情况是听着录音，或者在做正念刷牙的时候，整个思维陷入了停滞，直到下一句指导语出现，或者等到我刷完牙了，才突然发现练习刚开始。我不知道是注意飘走了，还是真的像我感受到的那样，思维停滞在那一刻了。

老师：这是正常的。很可能是你的注意离开刷牙这件事，陷入思绪或者跑到其他地方了，注意跑来跑去是很快的，回过神来发现练习刚开始，这是很正常的。就像你讲的，刚开始觉察，下一秒钟注意已经跑走了，而且还跑到不止一个地方，这中间发生了什么我们可能很快就忘记了，这是内心通常的状态，是正常的。正念的练习要点是，发现这一点以后，不管刚才的状态是怎样的，允许它存在，然后温和地、轻松地再次体会当下所选择的对象，投入当下的活动。需要留意的是，自己是否在刷牙或者洗脸的过程中，一直努力保持觉察、保持专注。这样做是错的，会很累，也不是正念练习的要点。

学员3：先讲一下刚才的练习，在身体扫描的过程中，我怕睡着，所以一直想各种办法，比如努力睁着眼睛避免自己睡着，注意都集中在与睡着做斗争上了，会错过一些指导语。上周的身体扫描练习我获得了一些新的体验，有一次我进入了类似放空的状态。我清楚地知道我没有走神，因为那个时候我没有在想别的东西，我也没有睡着。这个状态的持续时间不是很久，但是我觉得挺好的，平时我总是把时间安排得满满的，很久没有感受到放空的状态了，不过这个状态只出现过一次，不知道练习多了是不是会经常出现？

老师：好，我先来回应一下练习中睡觉的事情。这的确是一个常见的现象，我们做练习的时候，只需要练习觉察，允许当下的任何状态，包括困的状态，不需要与之抗争，困了可以让自己休息一会儿，如果睡着了就睡。实际上做身体扫描练习，尤其是下午做的时候，不让自己睡着也是挺难的一件事情。当然，如果睡着了，就不是正念练习了，没有锻炼到正念的"肌肉"。所以，如果你经常发现自己在做身体扫描练习时会睡着，那么你需要换一个自己更清醒的时间来做。

关于"放空"的状态，往往是因为在练习过程中，你比较清醒，只是在觉察身体感觉，对当下的身心状态比较接纳，想法比较少，所以会感受到平静、清醒和放松，感觉很舒服。不少冥想练习者就是为了多体验到这种状态而投入练习。当然，出现这种状态是因为我们能够更多地觉察当下、允许当下，不打算改变当下的身心状态，是自然而然发生的，属于正念练习的附赠品。要注意的是，这个状态难以通过努力和使劲练习获得，因为越是努力追求这个状态，说明你越不接纳自己当下的状态，这只会让你越紧张，离这个放松、平静的状态越远。所以，我们要做的始终是一次又一次地、温和而坚定地回到觉察所选定的部位，允许当下的身心感受、状态，与当下的身心感受同在，慢慢地，这种状态自然会多出现些，我们也会更多地感受到放松和平静。

学员 3：我还有个困扰。扫描完左腿后，有时候感觉左边好像残留一点感觉，而且会干扰我接下来对右腿的扫描。另外，有时候练习时间长了，身体会有点僵硬，我能不能先动一动，缓解僵硬的感觉，然后继续扫描，还是要让不舒服的感觉存在，努力去忽视不舒服的感觉？

老师：你讲到的困扰其实很正常。在身体扫描过程中，注意是到处跑的，比如扫描左腿时，注意会跑到右腿上，扫描右腿又会跑到左腿。如果身体其他部位有不舒服的感受，注意也会跑过去，这是正常的，并没有错。发现这一点时，我们要做的事情就是恭喜自己发现了内心的运作状态，然后温和而坚定地回来，继续按照指导语扫描身体。

你提到的练习中如果一直保持同一个姿势身体会感到不舒服的情况，我鼓励大家先去探索一下不舒服的感受，然后再调整。探索这个不舒服的感觉的范围、强度、中心点，与它共处一段时间，然后再决定要不要调整姿势。如果决定调整，那就有意识地调整身体，不用使劲维持一个姿势不变。

学员 4：当我进行身体扫描的时候，我会感觉到有一条白色的光线，会在身体部位轮廓的某个地方，会跟着指导语走。如果我的注意在的时候，那条线就在，如果我的注意不在的时候，它就完全消失了。问题是，当我这样从头到脚做下来之后，我完全丧失了一开始做正念时那种很放松的感觉，我做下来之后就觉得特别累。所以我在接下来练习时，又很刻意的不要这样去做，不要让那条线出现，然后就搞得每次练习都感觉很痛苦。我觉得自己是不是太刻意地想要去注意，想要去跟随指导语，用力过猛？

老师：有可能，用力过猛就会感到紧张，练习完了就会很累。所以在练习的过程中，一定要体会一下自己是不是在使劲，如果是的话，看看自己在努力做什么，是想要保持专注，还是想要获得放松的状态？或者像你说的，保持那条线，或者不要让那条线出现。然后，需要做的是，允许当下的紧张，依然回到只是体会所选定的部位感受，这个动作是大家很轻松可以做到的。如果在使劲，通常是希望消除当下的什么状态，或者希望达到一个与当下不同的状态，这个往往会让自己更加紧张。

另外，在练习过程中会体会到不同的状态，包括你刚刚提到的白线，一些奇怪的现象，不同的学员体会往往是不一样的。不管是什么状态或者现象都可以，让它们存在就好了。如果感觉舒服，无需去维持，感觉不舒服，也允许它们存在。不管它是真的存在还是想象出来的，都没有问题。我们在练习中，始终要做的是，恭喜自己发现内心的游移，然后再次投入体会当下的感受。

学员 5：我有一个感受，第一次听引导语的时候，我觉得听得特别清楚，但是后来我就很难保持那种好奇心，会更容易睡着。我之前看过卡巴金老师的分享，他说自己每天会在早上起床后做正念练习，观察自己，觉知自己的呼吸。我是晚上睡觉之前做，我明白为什么要在早起时做，那时精神状态好，能更好地观察自己的呼吸。第二个感受是，当注意到某一个地方的时候，好像那个部分就会特别用力，会有一点儿紧张。比如说到脚趾头、小腿的时候，脚趾头、小腿不自觉地就会有一点儿紧张，我现在能做到允许这种紧张发生，但我不知道这样是不是对的。

老师：你有些新的发现，对练习的新鲜感是变化的，这是正常的现象，无需保持，实际上也难以保持，所以跟随引导语去做就好了，睡着了也没有关系，下次练习换一个时间试试。关于第二个感受，你做得很好，就是这样，不管体会到什么，紧张也好，放松也好，温暖也好，冰凉也好，舒服也好，不舒服也好，在练习的时候，让它们存在，然后继续练习。这样做，我们就是在学习跟不理想、不太舒服的体验相处，慢慢地我们对于这些体验的容纳力就会提高，尤其是对不舒服的感受和状态的容纳力，这是 MIED 课程帮助大家缓解情绪困扰的一项重要策略。

学员 6：我来分享一下吧，上一周我选择在中午做练习。坐着练习的时候不会睡着，但要是趴在桌子上就经常会睡着。还有一个体会，当一个不舒服的感觉出现时，比如我的头突然疼了一下，然后关注它，我会刻意地让自己与它共存，不去采取任何行动改变它，就会发现它逐渐减轻或者加强，我能够感受到这个过程。如果回到练习中，继续扫描其他部位，等回过头来想起这个不舒服感觉的时候，我发现它不存在了，但是不知道它什么时候消失的。当然，有时候关注它时，它可能还在那里。

另外还有一个困惑，在身体扫描的过程中，扫描到上半身的时候，我知道自己没有睡着，也知道自己没有走神，但是有差不多五六分钟的时间，我知道自己没有任何想法，好像注意也离开了，没有睡着，也没有体会身体，然后当我突然间意识到这种状态的时候，有点儿发蒙，不知道自己经历了什么，为什么会这样？

老师：很好，你有不少新的发现，尤其是你能让不舒服的感受存在，不去管它，这非常好。这样你就能发现这些感受会来也会走，即便不走，也不影响你做练习，这是一个重要的发现，这是 MIED 课程希望大家都能发现和体会到的。这个发现有助于提升我们对不舒服感受的容纳力，祝贺你有了这个发现和体验！

关于你的困惑，不管是什么，我们要做的就是及时发现它，无需探究为什么，继续练习就好。我们可能会发现，随着练习的进行，你会有不同的感受、状态，每个人的体会不同，这些都可以。我们要做的是继续练习，让这些感受、状态存在，舒服的状态不要去追求，不舒服的感受或状态也尽量不去调整。当然，也不需要使劲忍着。另外强调一点，如果你们觉得身体很不舒服，需要看医生，那么一定要去医院，不要耽误了。

学员 7：刚才练习时扫描过的身体部位我觉得麻麻的，扫描完以后，整个身体都麻麻的，有种沉重感，比较放松。但我好像不能区分感受身体和想象身体这两件事，所以请老师指导一下如何区分这两种情况。

老师：这个现象很常见。你现在是坐着的，你来体会一下臀部和椅子接触的感觉，你能感受到吗？

学员 7：可以。

老师：对，这就是感受，或者体验。而想象是内心浮现的景象，往往是自动出来的，所以又叫自动想法。如果发现自己在想象，我们也不用去管它，知道这只是我们内心的主观现象，让它存在好了，依然来体会选定部位的感受。

学员 8：在今天的身体扫描练习中，我的思绪一次又一次跑开，想到某件事，在觉察到的那一刻又把注意拉回来，跟着指导语继续练习。整个练习就是这样，注意不断跑开又不断被拉回来。这次更有体会的一点是不使劲，第一次课老师就说过，直到今天我才有比较深的感受。以前做身体扫描，我以为自己没使劲，其实还是使了劲，因为我在努力地感受，努力回到关注点。今天我感觉放松了一些，练习结束后感受到内心的平静。以前我在练习时对这样的情形有许多评判，觉得自己做得不好、没做到位，感觉烦躁、挫败。

老师：非常好！你抓住了练习要点，继续按照这个要点来做就好。至于注意是否跑开，身体是否放松，内心是否烦躁，允许它们存在，然后按照要点规律练习。随着练习的进行，正如你所发现的，你更能允许和接纳自己当下的状态，更能够按照要点投入练习。自然而然地，你对各种身心现象的容纳力都会提高，内心也会体验到更多的平静和放松。

学员 9：老师，在身体扫描的过程中，我发现我的想法此起彼伏、纷纷扰扰，而且时不时地我会突然发现自己沉浸在想法中挺长时间了。另外，开始做身体扫描时，我会努力将注意放在选定的部位上，希望自己不要走神，结果却很累。课后看了阅读材料，老师也说过，走神也是正念练习的一部分，发现自己走神了，把想法当作想法，想法会来也会走，将注意拉回来就可以了，意识到这一点后，我紧绷的神经终于放松了一些。还有一个问题，我发现自己好像一直在压抑内心的感受，压抑着内心的悲伤，这种压抑掩盖了我其他的感受，比如快乐和感动，不知道怎么办，请老师指点。

老师：你能做到不去保持注意、不去排除想法，非常好，这就是练习中要做的。走神本身是正常的，是内心运作的一个特点，这不是我们要改变的，保持专注也不是正念练习要做的。事实上，保持专注只会让自己更加紧张。就像你体会到的，正念练习就是不断发现自己注意的离开，知道想法只是想法，然后温和而坚定地再一次回到练习上来，这本身就能提高做事情的专注力。关于你提到的压抑感受的问题，这是常见的现象，这也是情绪困扰的来源之一。对待情绪感受，我们的态度始终是允许，甚至是欢迎。你现在就能发现这一点，这很好，没有关系，继续跟随课程，持续练习。慢慢地，这种压抑就会松动，悲伤也好，恐惧也好，快乐和其他感受自然会流露出来，我们也欢迎它们出来。

情绪的功能和价值

在 MIED 第二课中，老师要向学员讲解情绪的功能和价值，这是一项重要内容。客观上，每一种情绪都有功能，都有其存在的价值。然而，受到情绪困扰的人往往对情绪感受不容纳，希望自己能管控、缓解或消除情绪感受，而这是情绪困扰得以维持甚至恶化的因素之一。这节课我们会介绍情绪感受的功能和价值，先从理论上让学员认识到情绪的价值，帮助学员提高对情绪感受的容纳力。这个部分可以结合学员分享进行讲解，也可以在学员分享结束后，专门进行讲解。介绍如下：

现在我来专门讲一下情绪的功能和价值。我们每个人都有情绪，有时悲伤、有时高兴、有时焦虑、有时生气、有时恐惧、有时好奇。

事实上，每一种情绪对我们而言都是不可缺少的。悲伤往往发生在丧失、挫败，感到无能为力、自我否定时，这时我们往往会丧失兴趣、没有力气，需要休息、反思和总结，才能吃一堑长一智。没有悲伤或者抑郁，很可能骄兵必败。焦虑让我们对未来可能出现的风险做好准备，人无远虑，必有近忧，比如面对高考、研究生考试等重大事件，焦虑会帮助我们聚焦精力、做好准备，更好地应对这件事。试想如果没有足够的焦虑，考试大概率会失败，重要的工作也难以做好。恐惧让我们面对危险时，迅速行动，战斗或逃跑，保护自己的生命安全。比如突然有车迎面开过来，或者草丛中突然窜出一条蛇，这时候我们就会感到恐惧，伴随心跳加快、肌肉紧张、浑身冒汗。恐惧反应会帮助我们迅速做好战斗或逃跑的准备，尽快战胜敌人或者逃离危险的情境。恐惧感少的人，容易陷入危险的境地而不自知，甚至为了寻找足够强的刺激而做些危险的事情，比如徒手攀岩或者抓毒蛇。毫无疑问，这会提高死亡风险。生气通常是在感到被侵害时，让我们有力量捍卫自己的权益，如果在受到侵害的时候，我们不会表达生气和愤怒，那么侵害可能会继续发生。高兴、快乐往往是合乎心意的感受，是我们维持追求满意状态的动力。每一种情绪都经历了生存、进化与选择，才保留在我们的基因中。缺乏上述任何一种情绪的人，在生命进化中更可能会被淘汰。正如恐惧感少的人，会面临更多的危险境地而不自知，丧生的概率增加，其基因遗传的概率就会降低。

认知的制约

本次课程的另一个重要主题是结合第一次课布置的"九点图"任务，介绍认知或想法对我们的制约作用。这个任务来自 MBSR，目的是说明想法（认知）对我们的制约作用。"九点图"的具体要求是用不间断的一笔，画 4 条直线，把图中的 9 个点全部连起来，正确答案如图 3-1 所示。

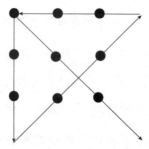

图 3-1　"九点图"参考答案

　　该环节的教学可以先从调查学员的完成情况开始，邀请一位学员把他的答案画在黑板上，然后请他讲讲是怎样做出来的，其间有什么发现。需要的话，还可以请一两名完成的学员分享自己的体会，或者问问没有做出来的学员，看到答案后有什么想法。结合学员的分享来说明，不能完成这个任务的原因往往是我们把这9个点看作一个正方形，画图也总是在正方形的框架内尝试，而这样的想法所带来的尝试是解决不了问题的。如果将这9个点视为存在于更大的平面上的点，线段可以超出这个正方形，就能解决问题。这个练习的目的是让学员体会到，我们对于这9个点的解释，也就是我们对它的看法（即认知）直接影响或制约着我们对此问题的解决。事实上，对情绪困扰来说同样如此，我们如何看待事物，如何看待自己和别人，尤其是以灾难化或者夸大负性事件出现可能性的方式来看待，往往是维持情绪困扰的重要因素之一。

区分想法、感受和行为

　　这个部分主要是让学员学习识别情绪的三个成分：想法、感受和行为。情绪的这三个成分在情绪困扰的维持和发展中起到了重要的作用。识别这三个成分，并采用新的方式来对待，是缓解情绪困扰的关键，是 MIED 课程逐步带领学员去学习和实践的。

　　从本次课程开始，我们会连续两周布置情绪日志的任务，也就是请学员每天记录一个最明显的情绪事件，包括具体事件，以及自己当时的想法、感受和行为反应，既可以记录不愉悦的情绪，也可以记录愉悦的情绪。老师可以向学员发放课后资料，然后结合资料，举例进行讲解，帮助学员区分这三个成分，具体请参见第二课课后资料部分。

觉察呼吸感受

本次课程以觉察呼吸感受练习作为结束，练习时间为 15 分钟左右。在这个练习中，老师引导学员识别自己的想法，把想法当作想法，当作主观现象。另外，感受自己的情绪，尤其是不舒服的身心感受，学习认可它们，允许它们存在，以这种新的方式与它们相处。指导语如下：

各位学员，我来带大家做觉察呼吸感受练习，然后结束今天的课程。

在这个练习中，我们把呼吸带来的身体感受作为觉察对象，大家会有更多的机会发现注意跑来跑去，尤其是跑去思考和想象。这个练习可以帮助我们识别自己的想法，把它们只当作想法，当作主观的现象，这样我们就能采用不同的角度看问题，即提升认知灵活性。另外，我们也要练习与不舒服的身心感受相处。在练习的过程中，你可能会体验到不舒服的感受，身体上的不舒服，或内心无聊、烦躁等，我们要学习允许它们存在，带着它们继续练习。这样操作的目的是我们有机会从中发现，这些感受本身会变化，我们其实并不需要采取行动干预它们，这样我们的容纳力就会提高，情绪困扰也会因此而缓解，这一点随着大家更规律的练习会逐渐体会到。

好，现在你可以慢慢地闭上眼睛，先体会一下此时此刻自己的身体感觉。如果需要的话可以调整一下姿势，让自己坐得放松些，同时保持清醒。

当你准备好了，邀请自己体会当下呼吸带来的腹部感受，伴随着呼吸腹部的起伏。如果不太明显的话，也可以体会鼻腔的感受，或者是胸腔的感受。如果是鼻腔，可能是气流进出的感受变化，或许你能感受到气息温度的差异。如果是胸腔，可以是伴随着呼吸胸腔的起伏。

选择一个感受相对明显的部位即可，选好后就把这个部位的感受作为自己的观察对象，不再改变部位了。

好，邀请自己来感受当下这个部位的感觉。

注意只是体会呼吸的感受，不需要调整呼吸。不需要让自己的呼吸变得更深、更慢或更均匀，你不需要这样做。

不管当下的呼吸是什么样子，都可以，只是邀请自己来体会当下呼吸带来的感受。

如果呼吸不顺畅，就体会这个不顺畅的呼吸感受。如果呼吸不均匀，就体会这个不均匀的呼吸感受。如果呼吸有点儿短，有点儿急促，那就体会当下这个短的、急促的呼吸感受，不需要去改变或者调整当下的呼吸。

在这个练习中，我们要做的是觉察当下的呼吸感受，允许当下呼吸带来的感受存在，而不打算去改变它。所以，如果你察觉到自己在调整呼吸，那么尝试放下对呼吸的调整，允许呼吸按照它自己的样子存在，而不是按照我们认为好的、理想的方式进行。这样做练习，本身就是在积累自己对不舒服感受的容纳力。

邀请自己体会呼吸所带来的身体感受，如实地来体会，一刻接着一刻来体会。

我们很快会发现，自己的注意很容易离开选定的部位。会跑去体验其他部位的感受，或者跑去听声音，更多的是跑去思考、想象或者计划。

这是正常的，这些思考、想象或者计划并不是我们需要排除或者控制的。

这个现象其实是正念练习中必不可少的一个环节。这个环节可以帮助我们更好地了解自己的内心运作状况，尤其是了解自己走神前一刻的思考与想象。我们要把这些思考或者想象只当作自己内心的主观现象，把它们当作想法，客观上它们也只是一些想法而已。

然后，再一次温和而坚定地回到体会所选定身体部位的感受上来，体会这个部位伴随着呼吸的感受。

不知不觉中，注意会再次离开。那么不管它去了哪里，我们知道就可以了。如果是想法的话，把这些想法只当作想法来对待就好，让它们存在就好。然后，再次温和而坚定地回到体会当下所选择的身体部位感受上来，一刻接着一刻地来体会。

让自己带着好奇心，用轻松的态度来体会呼吸的感受。体会感受其实很轻松，并不需要使劲，不需要体会到显著的感受、不一样的感受，不需要进入某种理想的状态，轻松地来做就可以。

留意一下自己是不是有意无意地在使劲，比如使劲清空大脑、排除想法，或者使劲把注意一直保持在选定的部位上，或者使劲减少某些不舒服的身体感受，或者使劲想增加自己喜欢的、感到舒服的身心感受。

如果是的话请放下这种努力，这个练习不需要使劲。我们要练习的是体验当下的呼吸感受，允许当下的身心状态，不管它们是自己喜欢的还是不喜欢的，而不是努力改变当下的身心状态。

事实上，我们越是能够允许当下的身心状态，允许它们按照自己的样子存在，我们的内心就会越放松、越平静。

反之，越是想要改变当下的状态，不管是想要减少自己不喜欢的状态，还是去追求自己喜欢的状态，比如平静或者放松，只要是在努力，我们就会体验到更多的紧张，必然离平静和放松更远。

如果你习惯了使劲，不知道该怎么让自己不使劲，那么接受当下的身心感受，允许自己紧张，然后再一次体会自己所选定身体部位的感受，不打算去改变当下的身心状态，不打算改变身体的感受，只是让当下的呼吸、让当下的身心状态、让它们按照自己的样子存在。

如果身体某个部位出现痒或者其他不舒服的感受，尝试允许它们存在，依然把注意放在体会自己所选定的部位的感受上，尽量不去干预它，不调整自己的身体姿势，只是允许它们存在，带着这些不舒服的感受，继续去体会当下所选定部位的感受伴随着呼吸的变化。

愿意的话也可以直接体会不舒服的感受，体会这个感受的范围有多大，形状是怎样的，有什么特点，最不舒服的是哪里，尤其是感受是变化的还是不变的。给自己一段时间与不舒服的感受相处，我们就有机会发现，感受本身是在变化的，而且我们越是愿意面对它们、允许它们存在，就越能容纳它们、不害怕它们，它们对我们的影响就越小。

当然，如果实在觉得不舒服，也可以调整一下姿势，然后再回到觉察呼吸感受上来。

如果内心感到有些无聊，感到有些烦躁，或者因为想到了某些事情，感到有些焦虑或者郁闷。这时我们要做的一样，并不要让这些感受消失，允许它们存在，然后再一次回到自己所选定的身体部位的感受上来，带着这些感受继续练习。

这样做的目的并不是转移注意从而减少它们，而是提高自己对它们的容纳力。

如果内心出现无聊、烦躁、紧张、生气或者郁闷，也可以来体会一下，当下这些内心感受带来的最突出的身体感受在哪里，直接地体会身体的感觉，允许它们按照自己的样子存在。

当然，如果实在觉得非常痒或者非常不舒服，可以挠一挠或调整自己的身体，带着觉察来调整。在调整之前，尽可能先让自己体会，体会这个部位的感受，这个不舒服的感受，然后再带着觉察调整，之后再一次回到体会呼吸感受上来。

好，当你准备好了，可以慢慢睁开眼睛，正念觉察呼吸感受的练习就到这里。

第二课课后资料

本次课程到此结束，谢谢大家的参与，下次见！

情绪困扰的来源及对策

MIED 第三课

上节课我们讲了情绪感受的功能和价值，本节课主要介绍情绪困扰的来源，以及缓解情绪困扰的四个核心策略。前面的课程虽然没有系统介绍过这些策略，但实际上这些策略已经渗透在每次课程的知识讲解和练习中了。本节课我们会明确提出这些策略，还会在与学员的互动中，结合例子进行讲解和说明，帮助学员理解其中的原理，明晰缓解情绪困扰的努力方向。

课程安排

1. 卧式伸展练习。（30 分钟）
2. 觉察呼吸感受练习。（15 分钟）
3. 正念沟通。（15 分钟）

4. 课堂讨论：分享与答疑。（70 分钟）

5. 发放资料，讲解情绪困扰的来源和对策。（15 分钟）

6. 三步呼吸空间练习，结束课程。（5 分钟）

卧式伸展练习

MIED 第三课在表示对学员的欢迎后，老师直接带领学员做卧式伸展练习。开始前，老师要强调练习的要点是觉察和接纳，主要目的是体验拉伸过程中出现的不舒服的身体感受，鼓励学员探索这些不舒服的身体感受，允许这些感受的存在。此外，强调在练习的过程中，注意动作强度，要温和地接近身体的极限，不要挑战极限，要确保安全，不要伤到自己。指导语如下：

好，各位学员，下面我们要做的是卧式伸展练习。

请拿上瑜伽垫，然后找一个地方铺好，让自己平躺在瑜伽垫上。在家练习时，可以平躺在床上。

在这个练习中，我会带领大家做一系列的身体伸展练习。练习的要点依然是觉察和接纳身心现象和感受，尤其是觉察拉伸动作带来的身体感受，允许练习过程中自己体验到的任何身体感受存在，不管是舒服的还是不舒服的，可以尝试有意识地体会伸展活动带来的不舒服的感受。

注意在练习中，大家要照顾好自己，确保安全，一定不要弄伤自己。请留意自己身体的感受和信号，如果对有些动作心存疑虑，不要勉强自己去做。这个练习不需要挑战身体极限，如果你觉得动作的幅度超过了身体可承受的范围，就不要做了。

此外，在练习中不需要追求动作标准，重要的是体会动作带来的身体感受，以及允许身体感受的存在。

好，当你准备好了，慢慢地提起双手举过头顶，手臂伸直、紧贴耳朵。稍微用点力，拉伸整个身体，体会这个动作带来的身体感受。

然后慢慢地将双手放回身体两侧，体会此刻的呼吸感受。

现在双手抱头，让头枕在自己的手掌上，双膝弯曲，脚踩在垫子上，膝关节朝向天花板。

让自己的头慢慢地转向右侧，双膝保持弯曲、并拢，慢慢贴近左侧地面，体会这个动作带来的身体感受，留意身体的感受，照顾好自己。

好，下一次呼气，慢慢地让自己的头转回来，双腿回到原位，脚踩在垫子上。

现在，慢慢地把头转向左侧，双膝贴近右侧地面，体会这个动作带来的身体感受。

然后回到原位，双手打开，放回身体两侧，体会当下的呼吸感受。

现在慢慢地提起双脚，膝关节靠近自己的胸腔，双手抱着小腿，然后慢慢地左右摇摆自己的身体，让地面按摩自己的背部，慢慢地摇摆，左右摇摆。

好，慢慢地停止摇摆。在下一次呼气时头部离开垫子，额头靠近双膝。保持这个姿势，体会这个动作带来的身体感受，尤其是腹部肌肉发力的感受。

现在，慢慢地让自己平躺，双脚踩在垫子上，膝盖朝上。体会此时此刻的呼吸感受。

好，有意识地让自己的脚后跟慢慢靠近臀部。在下一次吸气的时候，慢慢往上挺起腹部，慢慢往上挺，让身体躯干和大腿成为一条线，这是半拱桥式。双手可以放松地放在垫子上，不需要使劲，体会这个动作带给自己的感受。

在下一次呼气的时候，慢慢放下自己的身体，慢慢地放，让自己的脊椎一节一节地跟垫子接触。

当身体完全放松后，体会此刻的呼吸感受。

当你准备好了，慢慢把自己的左腿伸直放到垫子上，右腿不动，右脚踩在垫子上。

现在让左腿保持伸直，慢慢提起左腿，往上提起，让自己的脚尖指向天花板。感受这个动作带来的感觉。

当你准备好了，让自己的左脚掌沿着脚踝顺时针转动。然后再换一个方向转动。

好，慢慢地停下来，双手抱住左大腿，头慢慢抬起离开垫子，额头靠近左膝关节，保持一会儿。

在下一次呼气时，慢慢地让自己的身体放下，放下身体、放下手，再把腿慢慢放到垫子上。

现在弯曲左腿，让左脚踩在垫子上，慢慢地放下右腿，右腿伸直放在垫子上。

在下一次吸气的时候，慢慢提起右腿，保持右腿伸直，脚尖指向天花板，感受这个动作带来的感觉。

现在让自己的右脚掌沿着脚踝顺时针转动，然后换一个方向转动。

好，慢慢地停下来，双手抱住右大腿，头慢慢抬起离开垫子，额头靠近右膝关节，体会这个动作带来的身体感受。

注意量力而行，照顾好自己，不要弄伤自己。

好，在下一次呼气时，慢慢地放下身体，放下右腿，再放下左腿，让自己平躺。

当你准备好了，留意自己的身体是怎样动的，慢慢让自己的身体向右侧卧，右手垫在头下，左手掌可以撑在胸前垫子上，体会当下的呼吸感受。

当你准备好了，伸直左腿，向天花板的方向提起左腿，感受这个动作带来的感觉。愿意的话，可以捏捏自己的大腿肌肉，感受此时此刻的感觉。

好，现在让自己的左脚掌沿着脚踝转动，然后再换一个方向转动。

好，慢慢地停下来，把腿放下，体会呼吸带来的感受。

我们可能会发现，自己会不知不觉地想别的事。如果发现了，知道自己的注意去了哪里，恭喜自己知道了内心刚刚的运作状况，把想法当作想法，然后再一次回到体会伸展活动的感受上来。

留意自己的身体是怎样动的，这次让自己左侧卧。慢慢地来做，体会自己的动作是怎样进行的。左手枕在头下，右手支撑在身前的垫子上。

当你准备好了，伸直右腿，然后让右腿慢慢向天花板方向提起。感受这个动作带来的感觉，感受髋关节的感觉，臀部的感觉，尤其是不舒服的感觉，可以去捏捏大腿体会感觉。

然后，让自己的右脚掌沿着脚踝转动，再换一个方向转动。

好，慢慢地停下来，右腿慢慢地放下，体会此刻的呼吸感受。

好，留意身体的动作，让自己趴在垫子上，下巴贴在垫子上，两手依然放在身体两侧，体会当下的呼吸感受。

当你准备好了，让自己的左腿向后提起，保持伸直，感受这个动作带来的身体感受，腿的感受，臀部的感受。找一个明显不舒服的感觉来体会，看看这个感觉的范围、强度，尤其是变化。

然后让左脚掌沿着脚踝转动，再换一个方向转动。

好，慢慢地停下来，慢慢地放下左腿。

当你准备好了，向后提起自己的右腿，体会这个动作带来的感受，腿的感受，臀部的感受，不管什么感受，允许它们存在。尤其是体会这个动作带来的不舒服的感受，让感受存在，我们就有机会发现，这个感觉本身是变化的。

现在，让右脚掌沿着脚踝转动，换一个方向转动。

好，现在慢慢地停下来，然后慢慢地放下自己的右腿。放松自己的身体，体会当下的呼吸感受。

下面我们来做眼镜蛇式。

当你准备好了，双手手掌打开，放在靠近胸腔的位置，手掌慢慢撑地，慢慢往上抬头，慢慢提起自己的上半身，感受这个动作带来的身体感觉，尤其是腰部的感觉。

你可能会感到不舒服，允许它们存在，有意识地体会一下不舒服的感受，体会这个感受的范围、中心点、强度，以及这个感受的变化。当然，前提是照顾好自己，不要弄伤自己。

好，慢慢地转动头部，看向左上方。然后慢慢转回来。向右转动头部，看向右上方。回到中间，抬头看正上方。

慢慢地把身体放下，双手回到身体两侧，依然把头放在垫子上。现在可以让自己的一侧脸颊贴在垫子上，体会当下的呼吸感受。

好，留意自己的动作，慢慢起身，跪在垫子上，双手撑住身体，背部与地面平行。

下面我们来做猫式和牛式的动作。

吸气的时候抬头压低腰部，呼气的时候低头弓起背部。吸气抬头挺胸，呼吸低头弓起背部。

好，慢慢让身体静止下来。当你准备好了，慢慢往后伸直自己的左腿，让腿跟身体成一条直线。

当你准备好了以后，往前伸直自己的右手，眼睛盯住前下方一米左右的一个点上。体会这个动作带给自己的身体感受，以及身体的动态平衡。

好，在下一次呼气时，慢慢把手放下，腿也放下。

然后做猫式和牛式的动作三次。

好，让身体静止下来，这一次慢慢往后伸直自己的右腿，体会这个动作带来的感受。往前伸出自己的左手，体会身体的动态平衡。

好，在下一次呼吸的时候，慢慢放下手，慢慢放下腿。

好，让身体静止下来，慢慢让身体往后，臀部坐在脚后跟上。上半身向下靠近垫子，额头贴在垫子上，双手放松地放在身体的两侧，让自己放松下来，感受当下放松的感觉。

当你准备好了，留意自己的动作，让自己再次平躺在垫子上，然后体会当下的呼吸感受。

好，卧式伸展练习就做到这里。

现在让我们带着觉察，起身，整理好瑜伽垫，把瑜伽垫放在指定的位置，然后坐在椅子上，下面我们来做正念觉察呼吸感受的练习。

觉察呼吸感受练习

第二课已经教过觉察呼吸感受练习，过去的这一周，学员也进行了练习。所以，这一次的觉察呼吸感受练习会更多地强调要点，也就是识别想法，把觉察到的想法当作想法，当作主观现象。此外，允许练习过程中出现各种身心现象。指导语如下：

好，现在我们来做正念觉察呼吸感受的练习。先让自己坐直、坐舒服，然后慢慢闭上眼睛。

邀请自己体会选定的腹部、胸腔或者鼻腔某个部位的感受，体会伴随着呼吸，感觉到的这个部位感受的变化。

注意，不需要调整呼吸，你需要做的只是感受，允许呼吸按照它本来的样子存在就好。

不管呼吸是顺畅的还是不顺畅的，呼吸感受是舒服的还是不舒服的，都可以，不需要调整呼吸。

我们会发现，自己的内心有很多念头，注意会不时地跑到这里、跑到那里，它就是如此，不需要干预它。

我们要做的是在发现自己的注意离开所选定的部位时，了解注意刚刚在哪里，把刚刚的想象、思考当成内心的主观活动。然后，再一次温和而坚定地回到体会自己所选定部位的感受上来，耐心地、一次又一次地这样做。

我们越是能接纳此时此刻自己的状态，不调整当下的状态，内心就会越平静，身体自然会放松下来。

相反，我们越是认为当下的状态不理想，想改变当下的状态，想要变得更加放松，努力地去体会呼吸、排除想法、保持注意，努力练习"正念"，就越会事与愿违，让自己更加紧张。

更深层次的平静和放松来自我们对当下身心状态的允许和接纳，而不是努力追求某种愉悦的状态，或者调整和消除不舒服的状态。

或早或晚，注意会离开呼吸，跑到身体的其他部位，跑去听声音，大多数时候是跑去思考和想象。这是正常的，是正念练习必不可少的一个环节。这个时候我们还是要了解自己内心的想法，了解内心的主观活动，这是学习与自己的内心活动相处的一个好机会。

如果发现自己刚刚在思考、想象，可以简要回顾一下刚刚那一刻自己在思考什么、想象什么，把它们当作内心的主观活动。不管这些想法看起来多么正确、多么重要，此时此刻它们只是一种内心活动。当然，需要的话也可以记录下来，练完了再思考。

然后再次温和而坚定地回到体会当下的呼吸所带来的感受上，一刻接着一刻地体会当下的呼吸感受。

记得不需要保持对呼吸感受的觉察或者专注。注意在不知不觉中就会离开，不需要努力地感受，不需要防止注意离开。我们要做的只是发现注意离开选定的身体部位时，简要回顾一下注意刚刚去了哪里。

如果你有些着急，感到烦躁或无聊，或者因为想起一些事情而沮丧、生气或郁闷，不管是什么状态和情绪都可以。在练习中，我们要学习的不是调整它们，而是允许它们存在，让这些不舒服的感受在身体内存在。

我们越是能允许它们存在，就越会发现这些感受会来也会走。轻松地做练习，可以检查一下自己当下是不是在使劲觉察呼吸感受。这个练习并不需要使劲。如果你在使劲，可以看一看自己在使劲做什么，是在使劲保留某些状态，还是在使劲控制、消除某些不理想的状态，或者追求某些理想的状态。

如果你确实在使劲，尝试不再去使劲保留好的状态或者改变当下的身心状态，试着允许当下的任何身心状态存在，允许好状态的离开，允许不舒服状态的存在。我们会发现，不管是愉悦的还是不愉悦的感受，舒服的还是不舒服的感受，它们会来也会走。

学习与身心现象和平共处，尤其是不舒服的状态。每次它们的到来对我们来说都是一个好机会，换一种方式与它们相处，允许它们存在，不改变它们。这样，我们就能把自己从调整它们的行动中解放出来。

我们越是能够允许和接纳当下的身心感受，与它们同在，越能感受到平静，让自己放松下来。

当你准备好了，就可以慢慢地睁开眼睛，练习就做到这里。

课堂讨论：分享与答疑

分享与答疑环节从两人一组的正念沟通开始，然后是大组分享和答疑。正念沟通与大组分享和答疑的设置与之前一样，分享的内容包括刚刚的练习，以及过去一周的发现、体验和问题，一共 12 分钟。小组正念沟通结束后，进入大组分享与答疑的环节。在这个环节中，老师会结合课程主题介绍相关知识。以下摘录的是往期学员的分享和提问，以及老师的讲解和答疑。

学员 1：老师，我刚刚做伸展练习时有些问题，我不太知道呼吸和动作怎么配合。做动作的时候注意不到自己的呼吸，不知道怎么把呼吸和身体动作协调在一起。另外，我觉得伸腿的时候，腿抖得很厉害，不知道这是否正常。还有，我在路上会正念地骑自行车，这个时候我会先关注自己的呼吸，然后会被双腿的动作带走，又会听到鸟叫的声音，还会观察两边的风景，这个时候好像就有一点不知所措了，不知道我应该只是关注当下的一个动作，还是可以同时体验多个状态。

老师：好的，这些都是好问题。刚才做伸展练习时，重点是体验身体的感受，尤其是体验动作带来的不舒服感受，而不是觉察呼吸，也不强调呼吸和身体动作的协调或者配合。我们只要体会自己的身体感受，体会动作带来的感受就好，不管是舒服还是不舒服，都可以，允许这些身体感受存在，尤其是不舒服的感受，主动去探索这些感受就可以了。你提到的腿抖也是一样的，不需要控制它，就让腿抖好了。当然，有一个前提，就是安全，做任何动作，都要结合自己的情况来进行，不要弄伤自己。

正念骑车有点像正念进食葡萄干，我们要把注意投入到当下的骑车中，知道自己的注意跑去思考，然后再回到骑车上就好。实际上骑车的时候不需要关注呼吸感受，主要是把注意放在骑车上，保证自己安全地骑车，这是前提。保证安全后，可以观察周围的景色、听周围的声音。这个时候我们也会发现自己会跑去思考，发现以后再次回到当下，回到骑车上来就可以。

学员2：在身体扫描练习中，扫描肌肉、骨骼是一种什么样的感觉？我感受不到骨骼和肌肉的感觉。另外，我经常感到自己的情绪带来的"心痛"的感觉会把我拉到一个情绪低谷，这种"心痛"能减少吗？

老师：是的，我也感受不到骨骼的感觉。对于肌肉，有些部位有感受，有些部位没有感受。我们现在坐在椅子上，臀部肌肉受到挤压的感觉，你能感受到吧？

学员2：是的。

老师：其实，有感觉或者没有感觉都可以，都是当时身体的实际感觉，我们要做的是去觉察，而不是一定要感觉到什么。如果没有感觉，不需要去专门"制造"感觉，或者使劲寻求感觉。关于"心痛"的感觉，你是否检查过，有没有生理疾病？

学员2：没有身体疾病。

老师：好的，我不确定这门课程能否帮助你减少这种感觉，但应该会有助于减少"心痛"对你的影响或者困扰，让它不再把你拉到情绪低谷。方法就是我们在课程中强调的，允许"心痛"存在，甚至直接去体验它，你就有机会发现，这种感觉是变化的，会来也会走。允许它存在就是减少"心痛"对你的影响的方法，而不是花力气去隔离它、管控它、减少它或者消除它。你越是能够允许它的存在，投入当下正在做的事情，这种"心痛"的感受对你的影响就越小，你就越有机会发现它的强度会变化，会来也会走。此外，我们越能允许、接纳它的存在，就越不会关注它，对它的敏感度就会降低，它的存在对我们的影响也会越小。如果你认为它不好，想要减少它、控制它，最终会发现你想尽办法，依然不能彻底控制它、消除它，这样的企图和行动只能以失败告终，你会感到更挫败、更失控，对这种感受更焦虑。在 MIED 课程里，我们要学习的策略与通常我们所做的不一样，我们要学习允许、接纳那些不舒服的身心现象。

学员 2：我明白了。我还有一个问题，能不能盘着腿做正念练习？盘腿静坐我会更舒服一些。还有一点，我特别容易陷入思考、想其他事情，我很想回到当下，但是回不去，弄得脑袋挺晕的。

老师：你讲的盘腿静坐的姿势是可以的，只是对大多数人来说，盘腿静坐一段时间就会觉得不舒服，所以我们通常是直接坐在椅子上练习。实际上，姿势并不重要，重点是正念练习的操作要点，也就是发现自己注意离开的时候，了解刚刚那一刻注意在哪里，把想法当作想法，然后再一次回到体会当下的感受上来，允许当下的任何感受和状态存在。

你说的频繁地去想其他问题是正常现象，大家越练习越会发现自己是如此，这是正念练习的必要环节。觉察呼吸感受，在不知不觉中注意就会跑走想事情，去听声音，去体验身体其他部位的感受，内心的运作就是这样，这是正常的。其实，每个人在练习的时候都是如此。尤其是在我们面对一些重要的事情，思考的力量很强大的时候，我们可能会频繁地想，就是这样，没关系的。在练习中，需要做的是，当发现了以后，知道刚刚那一刻自己的注意在哪里，知道自己刚刚的想法，把想法当成想法就可以，再次体会当下的呼吸感受。即便是注意马上就跑走也没关系，再一次回来就好，就这样耐心地做，一次又一次地这样做，这就是正念练习。

体会当下的感受很容易，不需要使劲。如果你觉得回不来，在使劲，就需要去体会一下在这个过程中，你是不是想要控制自己不去想，然后控制不了就有点着急、有点烦躁，从而使劲控制，觉得自己怎么还在想这个事情。这样的做法会让你更加紧张，甚至会让你头晕、头疼。遇到这样的情况，我们要做的依然是体会当下的呼吸感受，允许自己的注意跑来跑去，允许头晕、头疼存在，把想法当作想法，耐心地做正念练习，我们就有机会发现，这些不舒服的感受自己会来也会去。

学员3：我比较喜欢伸展练习，做得比较多，上周增加了我认为困难系数比较大的觉察呼吸感受练习。之前做觉察呼吸感受练习的时候，不管是自己练还是上课的时候练，我都很容易犯困，即使只做10分钟，我也会打瞌睡。所以上周在这方面我加强了练习，我觉得效果挺好的，像今天在课堂上，我做完练习之后，竟然一点困意都没有。刚开始练习时，我发现自己除了困以外，想法很多，练习了一段时间之后，我发现自己的想法接连出现。最开始想到了什么，接下来会对上一个想法做判断，会想"这是不好的"。如果被判断为不好的，就会接着想"怎么能这么想，我应该改变"，然后我就会顺着这个思路一直想下去。通过一段时间的练习，为了不去想那么多，一旦发现自己在评判想法好坏时，我就会稍微加重呼吸，有意识地把自己拉回观察呼吸感受上来,这样可以吗?

老师:打瞌睡的时间少了,练习效果就会更好。关于第二点,我能够理解你加重呼吸的目的是帮助自己再次注意当下的呼吸感受。不过,就像我刚才讲到的,没有必要把目标放在排除想法上,这不是正念练习的目标,所以不需要加重呼吸。实际上我们每个人在做练习的时候都会思考和分心。我练习了这么多年,在练习时也会有很多想法。随着练习的深入,我们会发现其实自己大部分的时间都在想事情,想这个、想那个,或长或短。正念练习并不需要管控自己的注意,让自己不去思考。事实上,分心去思考是正念练习必不可少的一个部分。练习最重要的目标之一,就是在发现自己思考的时候,知道自己那一刻想了什么,并且学习把想法仅当作想法。自己的想法,不管是所谓好的想法还是不好的想法,包括评判,都是想法,把它当作想法对待就可以。然后下一步,再次体会当下选定部位的呼吸感受。一次一次耐心地做,成千上万次地做,这就是正念练习要做的。这样能改变我们和想法的关系,提高认知灵活性。所以,练习中分心陷入思考,是练习本身的必要环节和有机组成部分。而一次次回来,回来的次数多了,我们自然会更加专注,内心也会更平静,这是一个自然的效应。

学员 4:老师,我的问题是练习是否需要在固定的时间内做。我每天好像没有在一个固定的时间练习,是否需要养成在固定时间练习的习惯,会比较有助于自己的练习?另外,我感觉在做练习的过程中,自己想要记住当时的感受,可能是因为要记下来,就会分散一部分注意去感受当时的感受，比如说有什么感受的时候，我会在脑子里反复想两遍。这样是不是不太好？

老师：最好在固定的时间做正念练习，如果不在固定时间做，往往一忙起来就会忘记，忘记几次后，再想每天规律地练习，难度就更大了。我建议大家最好固定在早上练习，把练习作为每天要完成的第一件事，这样做有助于养成每日练习的习惯。另外，练习时不用记录感受，而是要把注意放在练习上，结束时能记住多少就是多少，这样就好。

学员5：我是一个很容易分心的人，思绪经常会飘走。老师说不用太在意这个事情，就是说如果思绪飘走的话，知道就行了，然后把注意带回当下。我想了解的是，如果我们认为有些想法是错误的该怎么办？难道也不用关注它们，不用去评价好或者不好吗？比如说杀人、放火或者是恐怖电影里的某些场景，我肯定不愿意接纳它们，希望排除它们。在正念练习中遇到这种情况，应该怎么处理呢？

老师：这是一个典型的问题。在练习中，我们要学习的是把想法只当作想法就可以了，客观上，它们就是想法，是内心的主观活动。不管这个想法是好的还是不好的，对的还是错的或特别恐怖的，练习时我们要做的是知道它们出现了，把它们当作想法，再一次回到练习上来，继续体会呼吸带来的感受，或者在身体扫描练习中体会所选部位的感受。我们会发现，这些想法会来也会走，不时会有其他想法来来去去。我们不需要花力气去评判它是正确还是错误，也不需要去控制它们或排除它们。我们要做的事情就是知道有了这些想法，只是把它们当想法处理，然后再次投入当下的练习中。

客观上，想法不是我们能消除的，也不是我们能控制的。大家可以尝试一下自己是否能消除某个想法，而且你越想消除它，它出现的概率越高。有一个很著名的心理学实验叫"白熊实验"，就是要让自己在一分钟之内不能想白熊。大家来试一试，一分钟内，不要想白熊。（一分钟过去后）你们发现了吗，不提这个事的时候，大家都不会想到白熊，但是如果我们说要让自己在一分钟之内不想白熊的话，就会发现自己想得更多。也就是说，我们越希望排除某个想法，效果往往是相反的，这个想法出现的次数越多。

不少学员正是因为想排除的一些所谓"不好的"想法而备受困扰，而真正能够把自己解放出来，缓解想法对我们的困扰的策略，就是换一种方式跟想法相处，也就是允许这些想法存在，只是把它们当作想法，然后再次回到练习上，带着这些所谓不好的、难受的、错误的想法，继续练习。邀请自己看看，这样做之后会发生什么？这些想法会一直存在吗？即便存在，这些想法还会那么困扰你吗？事实上，我们越是允许它们存在，越是把它们只当成想法，当成内心的一些主观现象，它们对我们的控制和困扰就越少。

学员6：我的问题是，在正确理解正念后，是否可以把一些正式的练习直接融入生活中，还是说依然要坚持正式的练习？

老师：这是一个重要的问题。我们需要每天做正式的练习，至于在日常生活中融入正念，想起来时可以做，尽量多做。正式的练习是必不可少的，是日常生活中的正念练习的基础。如果没有这一刻钟的正式练习，正念的意识和能力会减退，日常生活中的练习就会逐渐退化为一种理念，正念的能力很难得到积累。

学员 7：我学过一些心理学知识，知道一种积极想象的方法。比如在比较焦虑的时候去想象一些积极的画面，如海滩、森林之类的，让自己放松下来。我在工作的时候感到焦虑，是应该去想象积极的画面让自己放松，还是去觉察这种焦虑，然后继续工作？

老师：好问题。心理学中的确有用积极想象帮助自己放松的方法。如果这样的方法不过度，是可以用的。当然，正念练习帮助我们放松的原理和方法是不同的。从正念的视角，要做的是在工作的时候，就是工作，带着焦虑工作，不用减少或者消除焦虑。焦虑是在帮助我们聚焦当下，更好地工作。如果是其他重要的突发事情让我们感到焦虑，需要我们放下手头的工作去处理，那么我们安排好工作可以去处理事情，而不是放下工作或者重要的事情先缓解焦虑。

不管是正念练习，还是在工作中，对待焦虑或者不舒服的身体感受、不愉悦的心情、不想要的想法，处理方法都是一样的，就是允许它们存在，然后接着练习，或者接着完成让自己焦虑的工作。不需要花额外的精力去调控焦虑，不要用积极的想象来替代它们。最终我们会发现，随着我们投入地工作，投入地处理事务，这些焦虑自己会来也会走。或者即便它们存在，对我们手头的工作也没有什么影响，甚至还能帮助我们聚焦于当下的事务。

我可以举个例子，比如很多人当众讲话会感到紧张，这时候其实不需要调节紧张，允许紧张存在，继续讲就好，紧张对表达的影响是有限的。通常一段时间过后，紧张程度就会下降。但如果花时间去缓解紧张，一方面我们无法完全不紧张，这一点本身就会让自己感到更多的失控感和紧张感；另一方面，由于注意更少放在讲话上，讲话就会受到影响，更可能出错，从而带来更多的紧张，对自己造成更大的影响。这样的行为方式就是情绪困扰的来源之一。MIED 课程能帮助大家认识到情绪感受的功能和价值，情绪具有不可掌控的特点，循序渐进地减少过度的调控情绪感受的行为，提高对痛苦情绪感受的容纳力到正常范围，缓解情绪困扰。

学员 8：有时候练习正念会让我进入一种不一样的状态，更放松、内心更安静，但就那么一两次，是不是练习得越多越能进入这种状态？

老师：这是可能的。还记得课程刚开始带领大家做正念练习，大家分享的感受吗？很多人说感受到平静、放松。通常，我们的注意如果能投入当下，允许和接纳当下的身心现象，内心自然会平静一些，身体会更放松、更舒服一些。在正念练习中体会到的放松和平静，其实来自我们对当下身心现象的觉察、允许和接纳。

当然，需要注意的是，如果我们努力追求这些状态，往往会得不到，因为这意味着我们认为自己当下的状态不够好，"正念的状态"更好，不接纳当下的状态，有意无意地使劲练习，使劲就意味着更加紧张，更难放松和平静。所以，觉察和允许当下的身心现象才能获得放松和平静的状态，大家要把注意和精力放在练习操作上，而非寻求某种状态。随着对身心感受的容纳力提升，我们会更愿意与当下的身心状态同在，我们的内心自然可以体会到更多的平静和放松。规律、持续地做正念练习，这样的状态自然会多些。

学员9：我之前练习的时候发现自己只要躺着做身体扫描就会很放松，一定会睡着，醒来之后的状态比较好。坐着练就容易急躁，很难觉察自己的呼吸感受，体会不到放松。刚刚做10分钟的觉察呼吸感受练习，我特别急躁，后来做伸展练习时明显发现自己的动作比老师快很多，很难慢下来，这让我觉得不太好，该怎么办呢？

老师：这是一个常见的现象。你在找放松的感觉或某种理想的状态，找不到就会急躁，努力去找结果还是找不到，就会更急躁，感到紧张、挫败。在正念练习中，要抓住练习要点，放下追求好状态的想法，只是体会当下，允许当下的身心感受，与当下的感受同在，带着这些不舒服的感受体会呼吸。

也许某些时候，练习觉察呼吸感受或身体扫描感觉很好，想把这个感觉找回来，这很正常。然而，我们的状态是变化的，重要的是学习与不同的状态相处，带着这种不理想的状态觉察呼吸感受，带着急躁来体会呼吸感受，体会一下急躁的呼吸感受是什么样的。允许它们存在，自然而然地，我们的内心就会更平静、更放松。

急躁对你来说是一个很好的练习对象，要学习与它相处，带着急躁去体会呼吸感受，甚至欢迎急躁来得更多一些。这样做不是为了消除急躁，而是学习允许急躁存在，一次次地投入练习，急躁对你的影响自然会慢慢减少。

学员10：经过这段时间的练习，我发现以前自己的感受和行为是混在一起的。通过记录情绪日志和每天的正念练习，我感到自己可以渐渐地把它们区分开，而不是像原来那样，自己不高兴的时候，所有的人和事都不好。另一个收获是在身体感受上，我渐渐地能感受到更多、更细腻的感觉。比如今天在做卧式伸展活动的时候，长时间保持一个比较吃力的动作时，我的身体明显感觉到紧张，肌肉痛，呼吸加快，心跳加速。这种感受之前我不会那么明显地感觉到，正念练习让我在不知不觉中感受到了。但是，在这个过程中我感到没有办法控制自己，比如平时我会做 15 分钟的身体扫描，每次我都会先跟自己讲一定要按照老师的指导语做，观察和体会每一个部位，但我过一会儿又忘了，总是会分神。

老师：很高兴你有了进步。你提了一个好问题，实际上每天跟随指导语做 15 分钟的练习就很好了，不用要求自己跟随每一句指导语。每个人都会分心，分心也是正念练习必不可少的一个部分，不分心是不可能的。练习时，我们的注意离开身体去觉察其他地方，跑去思考、想象，这是非常正常的现象。练习正念时要做什么？只有两点：一是知道自己的注意去了哪里，比如去听声音、去感受身体的其他部位，或者在思考、想象，知道就可以了；二是再次温和而坚定地继续练习。

学员 11：我还是不太明白记录情绪日志的意义是什么。

老师：在 MIED 课程中，记录情绪日志的目的是帮助大家分清楚事情发生时的情绪感受、想法和行为这三个部分。这样做有助于我们更好地理解自己的情绪，也是缓解情绪困扰的基础。过度的想法、感受和行为是情绪困扰得以维持甚至恶化的心理因素，MIED课程教大家采用不同的策略分别应对这三个方面，识别它们是第一步。当然，记录情绪日志起到了一定的宣泄情绪的作用，尤其是那些自己想压抑的、不愿意思考和面对的事情，记录有助于情绪的平复。

学员 12: 生活中我经常会有一些烦恼，这些烦恼对我影响很大，我想努力利用已有的知识去分析到底是什么原因导致了这样的结果，或者导致了我有这样的想法，我必须理清楚，不然就做不了其他事。我做不到把想法只当作想法，这真的很难。

老师: 你提到的这种情况也很典型。当我们有不舒服的情绪感受和状态时，我们总是希望搞清楚为什么，希望自己能控制它们、消除它们。客观来讲，我们当下的身心现象，情绪困扰或者情绪障碍的来源非常复杂。有生物学方面的因素，比如基因、神经功能等，对焦虑、抑郁障碍的药物治疗，干预的往往是患者的神经递质。还有人际、家庭、社会等周围环境的影响，比如一些心理疗法会从周围环境的角度进行干预。个体对外界和自身的认识，以及个体的行为和感受也是情绪困扰的来源之一，这是心理因素，比如很多有效的心理疗法其实是从改变个体对事物的认识、改变行为、提高对感受的容纳力的角度进行干预。生物-心理-社会因素相互影响、相互作用，所以要想弄清楚为什么自己当时有那样的身心现象、为什么自己会受到情绪困扰、为什么出现情绪障碍，原因就在于这个系统。MIED 课程干预的是心理因素，通过带领大家练习正念、教授关于情绪的知识等，引导大家将时间和精力投入到当下的生活中，减少过度的分析和管控不舒服情绪感受的行为，提升对不舒服情绪感受的容纳力到正常范围，从而缓解情绪困扰。

你需要提升对驱动你过度分析、让你觉得很痛苦的感受的容纳力。你觉得理不清很痛苦，理清楚了痛苦就少了，所以下次遇到同样的情况，你还是想"理清楚"，这样你就被痛苦的感受控制了，对不确定的感受也会越来越敏感。

我们要练习的是允许理不清、不确定的感觉存在，允许煎熬和痛苦的感觉存在，把精力放在当下的练习中，放在当下的生活上，而不是理清这些情绪感受。当然，对你而言，培养自己允许不确定感、煎熬和痛苦的能力得慢慢来，先从正念练习做起，比如觉得不耐烦时就是练习的好机会，允许它存在，继续练习，投入当下的事务，你会发现烦恼不知不觉就少了，对你的影响也少了。随着练习的深入，你会有更多的机会发现，这种理不清的感觉、不确定的感觉，以及由此带来的痛苦的感觉，它们会来也会走。到那时，你就会发现自己没有必要去理清楚那些情绪感受，它们对你的影响和困扰自然会减少。

学员13：老师一直在强调把想法只当作想法，但是一些重要的想法和事情不能丢在一边不管它。怎么区分这两种情况？

老师：这是个好问题。从客观上看，想法只是想法，只是主观现象，这是事实。在练习正念的过程中，我们要学习把想法当作想法，把注意放在练习上，而不是继续思考和分析。在生活中，工作或学习时，我们需要思考，需要分析和判断，需要借助它们解决实际问题，完成工作或学习任务。当然，如果我们能在生活中更多地意识到想法只是想法，我们就有机会找到其他可能性，听取别人的意见，看待问题也会更加灵活，更容易解决问题，对我们的生活更有帮助。

学员14：上个星期发生了一件让我感到不愉快的事情，当时我正好坐在电脑前，就立刻开始记录。后来回看自己的记录时，我发现自己的想法特别多，层层递进，一个接着一个。我会不由自主地从另一个角度考虑，把自己拽回到理性上，然后又从其他角度想一下。当时写完后，我感觉情绪得到了很好的疏解。课后作业要求每天至少记录一件事，但不一定每天都发生情绪性事件，这时应该怎么办呢？

老师：你分享了一个非常好的例子，也提醒大家及时记录情绪日志是很棒的。事情发生的那一刻尽快记录情绪，有意识地注意当下自己的身体感受、想法和行动，是最好的。当不愉悦的事情发生时，先不要调整自己的状态，只是观察自己的想法，允许自己的感受存在，然后再处理这件事，这样做我们就有机会发现其他的解释，也会发现更好的解决办法。当然，如果当天实在找不到明显的情绪性事件，也不用勉强自己，可以不写。另外，也可以记录让自己开心的事，不是一定要记录不开心的事。

情绪困扰的来源与对策

本节课的主题是情绪困扰的来源，以及缓解情绪困扰的心理学策略。老师在对学员分享和提问的反馈和答疑中，已经介绍了情绪困扰的心理因素和对策。

课后资料中也有相应的介绍。课上，老师可以先分发资料，给学员们 5 分钟的时间阅读，然后对每个主题进行讲解，时间允许的话，可以为 1～2 名学员答疑。如果时间有限而学员问题多也没有关

第三课课后资料

系，因为后续的课程还会结合学员们的体验和问题进行讲解，介绍原理和对策，所以可以请学员们先回去反复阅读课后资料，继续跟随课程的安排，完成练习和作业。

本次课程以三步呼吸空间练习作为结束。

主动唤起不舒服的感受

MIED 第四课

　　本节课的主题是主动唤起不舒服的感受，提升学员对不舒服感受的容纳力。本节课的主要内容是内感暴露练习，激发不舒服的身体感受，引导学员主动面对和体验不舒服的身体感受，体验对不舒服身体感受的焦虑或恐惧的自然缓解。此外，从本节课开始，请学员每周完成一项挑战性任务。鼓励学员从第一课列出的痛苦回避情境列表中挑选中等难度的情境，将面对该情境作为自己的挑战性任务，由此进一步引导学员投入生活，逐步恢复正常的生活状态。挑战性任务也是一种逐级暴露，能提升学员对痛苦感受的容纳力。

课程安排

1. 立式伸展练习。（15 分钟）

2. 觉察呼吸感受和"慈心禅"练习。（20 分钟）

3. 正念沟通。（15 分钟）

4. 课堂讨论：分享与答疑。（70 分钟）

5. 内感暴露练习：快速换气 1 分钟。（10 分钟）

6. 介绍挑战性任务。（10 分钟）

7. 发放资料，强调面对不舒服感受的重要性。（5 分钟）

8. 三步呼吸空间练习，结束课程。（5 分钟）

立式伸展练习

本次课程从立式伸展练习开始，这个练习将通过一系列的活动来拉伸身体的两侧、前胸、后背等部位的肌肉。同卧式伸展练习一样，练习重点是体会拉伸过程中出现的不舒服的身体感受，允许和接纳这些感受，提高学员对不舒服身体感受的容纳力。该练习的动作可由带教老师灵活安排，在确保动作安全的前提下，可以从瑜伽、太极拳、八段锦、体操等项目中进行选择。指导语参考如下：

各位学员，首先我们来做正念立式伸展练习。这个练习和卧式伸展活动的练习要点一致，也就是体会动作带来的身体感受，尤其是不舒服的身体感受。对于不舒服的身体感受，我们要体会它们、允许它们，而不是调整它们。当然，在练习过程中，保证安全是前提，要注意动作的幅度和速度，尊重自己的感受，量力而行，不要挑战极限，不要弄伤自己。大家可以跟随我的指导语，或者跟随我的动作来做。

好，首先邀请自己感受一下站在这里的感觉，体会自己的呼吸感受。

当你准备好了，慢慢抬起双手，平举，然后继续向上，手指指向天花板，抬头，尽力往上伸展，体会这个动作带来的手臂感觉、脖子的感觉、腰的感觉和脊椎的感觉。

好，现在让自己的右手抓住左手手腕，保持身体面向前站立，朝右慢慢倾斜身体，拉伸左侧的身体，体会左侧身体的感受。可以选择一个明显不舒服的部位来感受，比如腰的酸胀感，探索这个不舒服感受的强度、范围、中心点，体会感受是否变化。只是体会这个感觉，允许它存在，不去调整它。

下一次呼气时，慢慢让身体恢复直立。左手抓住右手手腕，让自己慢慢向左倾，拉伸右侧的身体，体会这个动作带来的右侧身体的感受。

好，下一次呼气时，慢慢让身体恢复直立，然后慢慢把手放下，慢慢地放，让自己体会手放下过程中的感觉。

好，现在保持身体朝前站立，慢慢向左转动头部，眼睛尽量看左后方。注意不需要挑战自己的极限，而是停留在极限点，体会一下这个动作带来的脖子的感受。体会脖子某些地方的挤压、酸胀的感觉，不管什么感受都可以。

好，慢慢把头转回来，朝向正前方，体会此刻脖子的感受。

当你准备好了，保持身体朝前站立，慢慢向右转动头部，眼睛尽量看右后方，停留在极限点，体会这个动作带来的脖子的感受，尤其是不舒服的身体感受。体会这个不舒服感受的强度、范围、中心点，以及变化。好的，下一次呼气时，慢慢把头转回来。

保持腿部、膝盖朝前站立，慢慢向左转动上半身，慢慢往左转，眼睛尽量往左后方看。停留在极限点，体会这个动作带来的脖子的感受、身体的感受、背部的感受、脊椎的感受。

不管什么感受都可以，舒服的感受、不舒服的感受，允许它们存在，不去改变或者调整它们。我们需要感受这些感觉，尤其是不舒服的感觉，允许它们存在，提升对它们的容纳力。

在下一次呼气时，慢慢回到正前方，体会此时此刻的身体感受。

当你准备好了，保持腿部、膝盖朝前站立，慢慢往右转动上半身，慢慢转动身体，眼睛尽量看向右后方，停留在极限点，体会这个动作带来的身体感受。

在下一次呼气时，慢慢回到正前方。

好，现在保持双脚不动，慢慢地往左后方转动身体，腿、膝关节也参与进来，腰、躯干、头都往左后方转，眼睛尽量看向左后方，停留在极限点。感受这个动作带来的脖子的感受、背部的感受、臀部的感受，以及大腿和膝关节的感受。

在下一次呼气时，慢慢回到正前方。

慢慢地向右后方转动，保持双脚不动，慢慢转动头部，转动腰，转动身体，眼睛尽量往右后方看，停留在极限点，感受这个动作带来的身体感受。

在下一次呼气时，慢慢回到正前方，体会当下的身体感受。

现在，微微屈膝，双手慢慢举过头顶。当你准备好了，手臂按照顺时针方向转动，体会这个动作带来的身体感受的变化。

慢慢停下来，然后换一个方向转动，感受这个动作带来的身体的感觉。

好，慢慢停下来，然后慢慢把手放下。

现在我们来拉伸前胸和后背。向前推手，低头，弓起背部，稍微使点劲，拉伸背部。

好，现在慢慢把手放下，手和胳膊往后划，抬头挺胸，拉伸前胸。然后，慢慢恢复直立。

现在慢慢活动肩膀，往下、往后、往上、往前，让肩膀画圈，体会这个动作带来的身体感受。

好，慢慢停下来，换一个方向，往前、往上、往后、往下。

好，慢慢地停下来，现在可以轻轻闭上眼睛，体会一下此时此刻自己的身体感受。伴随着呼吸身体感受的变化。

好，慢慢地睁开眼睛，回到自己的座位上。

觉察呼吸感受和"慈心禅"练习

完成立式伸展练习后，进入觉察呼吸感受和"慈心禅"练习。觉察呼吸感受练习已经做过很多次，所以此次的指导语会简单一些，主要强调练习要点。

在 MIED 课程中，"慈心禅"是一个重要的练习。"慈心"一词来自佛教冥想，指的是一种对众生无条件和无差别的善意，不受亲疏或利害关系的影响，是培养慈心的一种练习方法。"慈心禅"虽然源自佛教冥想，但其练习可以脱离宗教，已被广泛应用于心理干预。例如，正念减压和正念认知疗法都引入了"慈心禅"练习。

MIED 课程采用"慈心禅"练习，旨在提升学员的人际容纳能力。人际压力是情绪困扰的来源之一，更好的人际容纳能力有助于缓解个体的人际压力，以及由此带来的情绪困扰。目前已有多项研究支持"慈心禅"能够缓解焦虑、抑郁症状（Mantzios et al., 2021; Schilling et al., 2018）。从本次课程开始，老师将带领学员做"慈心禅"练习，并布置课后作业，请学员每天练习一次。

"慈心禅"练习通常会放在正念觉察呼吸感受或者身体扫描之后做，当然也可以单独进行练习。在这节课中，我们在觉察呼吸感受练习之后进行"慈心禅"练习，指导语如下：

各位学员，下面我们要做两个练习，一个是觉察呼吸感受，另一个是"慈心禅"练习。

让自己坐直、坐舒服，然后慢慢闭上眼睛。

邀请自己体会由呼吸带来的当下选定部位的感受。

只是体会呼吸带来的感受，不需要调整呼吸，什么样的呼吸都可以。

不管呼吸带来的感受是舒服的还是不舒服的，是顺畅的还是不顺畅的，都可以。不管自己当下的身心状态是什么样的，我们都不去调整它。我们要学习允许当下的身体状态和内心状态，学习与它们共存。

觉察选定部位的呼吸感受，允许当下任何内心状态的存在，想法不断也可以，不需要去管控它们。

此刻我们要做的就是体会所选定部位的感受，以及由呼吸带来的感受的变化。不需要改变任何状态，也不需要达到任何理想的状态，只需要体会呼吸带来的这个部位的感受。

不需要将注意一直保持在这个部位上，或早或晚，注意就会离开这个部位。当你发现的时候，知道刚刚那一刻注意去了哪里，恭喜自己的发现，然后再次温和而坚定地回到体会所选定部位的感受上来。

就这样耐心地练习，不用使劲，因为我们不需要改变当下的状态。练习得多了，内心自然会平静和放松，自然会感受到舒服和自在。

越是想要追求平静和放松、追求舒服和自在，就越会远离它们。所以在练习中我们始终要做的是，体会选定部位的感受，只是带着好奇心轻松地做，不知不觉地注意就会离开，发现的时候知道刚刚那一刻注意在哪里，恭喜自己看到了内心的状况，然后再次回到体会当下选定部位的感受上来。一次又一次耐心地做，成千上万次地做。

允许此时此刻自己不舒服、不理想的状态，把想法当作想法，它们会来也会走。

如果你感到无聊、感到着急，就让它们存在，不需要调整，也不需要改变。

正念练习的有三个操作环节：一是体会选定部位的感受；二是发现分心时，知道自己的注意在哪里，恭喜自己看到内心的运作状况；三是再次回到体验选定部位的感受上来。在这个过程中，我们不需要调整自己内心的感受和想法，以及身体的感觉。

好，觉察呼吸感受练习就做到这里。

下面带大家做"慈心禅"练习。在这个练习中，我会带领大家把一些美好的祝愿送给他人、送给自己、送给所有的人。

这个练习的目的是提高人际容纳力，令自己变得更加包容，获得更多的释怀，从而减少人际压力和情绪困扰。

在练习过程中，我们有可能会感到自己无法心甘情愿地送祝福，尤其是对自己不满意的人，会有一些情绪唤起，这些都是正常的。

不管你是否感到舒服、是否情愿，去做就行了。做的次数多了，能力就会提升。

正如在正念练习中，我们只需要跟随指导语来做，让情绪感受和想法存在，只是去做就好。

另外，在接下来的一周里，每天至少做一次"慈心禅"练习。如果你想祝福的人很多也没关系，今天先选择一位，接下来的每一天你可以换不同的人。

好，请先选择一位家人。一位就可以。你大概知道他在什么地方，也许是在上学，也许是在上班。想着他在某个地方，现在把这些美好的祝愿送给他。

大家跟着我在内心默念就可以了，送祝福的时候可以默念你对他的称呼或他的名字：愿他健康，愿他平安，愿他远离痛苦，愿他喜悦自在。

好，现在我们要把这些美好的祝愿送给自己的一位好朋友。

你可能不知道他现在具体在做什么，也不一定知道他在什么地方。你可以在心里想着他，然后把这些美好的祝愿送给他：愿他健康，愿他平安，愿他远离痛苦，愿他喜悦自在。

好，现在我们要把这些美好的祝愿送给自己，大家跟着我默念就可以了：愿我健康，愿我平安，愿我远离痛苦，愿我喜悦自在。

好，现在我们要把这些美好的祝愿送给一位自己认识，但并不熟悉的人。比如这两天给我们送快递的人或者打扫卫生的阿姨。我们把这些美好的祝愿送给他：愿他健康，愿他平安，愿他远离痛苦，愿他喜悦自在。

好，下面我们要选一位跟自己发生过小矛盾的人，想起这个人我们可能会有点不舒服。注意不要选择我们一想到他就非常不舒服的人，只是找一个让自己稍微有一点不舒服的人。现在把这些美好的祝愿送给他：愿他健康，愿他平安，愿他远离痛苦，愿他喜悦自在。

好，下面我们要把这些美好的祝愿送给在座的同学们，包括我们自己：愿大家健康，愿大家平安，愿大家远离痛苦，愿大家喜悦自在。

现在让我们把这些美好的祝愿送给所有人，包括我们自己：愿所有人健康，愿所有人平安，愿所有人远离痛苦，愿所有人喜悦自在。

好，"慈心禅"练习就到这里，现在我们可以慢慢地睁开眼睛。

课堂讨论：分享与答疑

"慈心禅"练习结束后就到了两人一组进行正念沟通，以及大组分享和答疑的阶段。内容、形式和程序与之前一样，依然是请学员分享自己本节课和上一周练习时，以及在情绪日志任务中的体验、发现和问题。在此基础上，强调主动面对不舒服的感受，允许它们存在。以下摘录的是往期的分享与答疑。

学员 1：老师，上周比较困扰我的问题是睡眠。晚上我一躺在床上就睡不着，凌晨 3 点多还是睡不着，第二天还要早起。我现在一躺在床上就紧张，反复地想今天我会不会又睡不着了。失眠的时候我想到可以做身体扫描。练习过程比较自如，而且我的意识非常清晰，能够跟上所有的指导语。在身体扫描练习中，我也非常放松，确实练完后整个人非常放松且平静，有时候甚至快要睡着了。我理解，不管情绪怎样，我都要做当下正在做的事情。但是对于失眠这件事，不管我是否焦虑，还是要睡觉，可是我就是睡不着，这个时候该怎么办？

老师：关于情绪困扰，你讲得很好，就是要带着不舒服的感受和状态来做当下能做的事。但是，和拿放杯子不一样，睡着这件事我们无法把控、无法操作。努力让自己睡着，与努力排除想法，以及努力让自己不焦虑、不抑郁、不难受是一样的，越努力就越紧张、越睡不着觉。现在，很多人都有睡眠问题，睡不着觉的一个重要原因就是失眠的人一直在努力睡觉，而这只会让自己更紧张、更清醒、更睡不着。即便我们把身体扫描作为辅助睡眠的工具也是一样，只要在努力睡觉，就会很难睡着。因为睡觉跟情绪感受、想法是一样的，不受我们的直接控制。

那么，怎样做对睡眠有帮助？在睡不着的时候，要按照指导语所说的，不改变当下的状态，允许自己睡不着。实际上，越能允许自己当下的身心状态存在，身体越能自然地放松下来，困的时候自然就进入睡眠了。你做得好的地方是，睡不着的时候，做一做身体扫描，练习接纳自己当下的身心状态和感受。如果还是很清醒，我建议不妨从床上起来做点自己力所能及的事情，比如看书，看累了以后可以躺下接着做身体扫描。

　　另外还要注意控制白天的睡眠时间。一般来说，每个人对睡眠的总体需求量是一定的，白天睡多了就会影响晚上的睡眠。

　　学员 2：老师，接着您刚才说的，我来分享一下我的感受。昨天晚上我打算睡觉时候已经十一点半了，平时我不会这么晚睡，我告诉自己，身体扫描也许能帮助我更快入睡。开始练习时我比较清醒，当我意识到这一点的时候，我告诉自己，把睡觉当作目标可能达不到预期效果。这样做之后，我发现自己好像放松下来了，很快就睡着了，我觉得可能是因为我放下了睡着这件事，才达到了这个效果。

　　老师：对，你做得非常好！对你而言，这是一个很好的发现。如果想通过正念练习帮助自己入睡，最关键的是先不打算睡觉，让自己不断地投入到练习中，按照要点练习，允许当下的感受存在，允许自己现在是清醒的，可能还有一些焦虑，只是按照要点练习，这样整个人的身心就会更放松，更有利于睡眠。如果努力地用不同的方法放松自己，想尽快睡觉，就会让你的整个状态都是紧张的，更睡不着了。

　　学员3：老师，我有一个习惯是同时做两件事情，比如一边做家务一边听广播。这个习惯是否会对正念练习有不好的影响？

　　老师：从理念上看，正念的确倡导在一段时间内只做一件事情。当然，在日常的生活中，一心多用的情况很常见，并不是所有的事情都要一件一件地做，这很正常。所以，不要把一次只做一件事情当作生活和工作的标准，做不到就觉得自己不好。当然，你可以有意识地尝试在一段时间内只做一件事情,把它当作一个比较理想的努力方向,做不到也没关系,这就是日常的状态。

学员4:老师,我最近三天练得少,没有明显感觉,不像之前那么兴奋。之前练习时,常常会有新的发现,让我挺兴奋的。但是最近这几天,我明显感到以前觉得很清晰的那些感受变得比较平淡了,我想问一下,到这个阶段有这样的感受正常吗?

老师:是的,到了这个阶段,平淡、倦怠的感受变多了,对正念练习的新鲜感没有了。的确如此,正念的练习方式就这么几种。甚至我们以后每天只练习其中一种即可,比如觉察呼吸感受。我们正是通过这样一次又一次地重复练习,提高把自己的注意投入当下的能力;提高容纳身心感受,尤其是容纳不舒服感受的能力;提高清晰地觉察自己的想法,把想法只当作想法的能力。这些能力的提升与情绪困扰的缓解密切相关。

原则上,不管你有什么感受,继续练习就好。在练习过程中,你会发现这些感受有时会出现,有时又不见了。慢慢地,情绪感受对你的影响就小了,情绪容纳力随之提高。反之,如果你觉得没意思就练得少了,那么客观上这些情绪感受对你就有直接的影响。所以,有类似感受的学员,当你体会到无聊、倦怠的时候,坚持每日练习,把它当作提高自己情绪容纳力的好机会。

学员5:我感觉今天觉察呼吸感受的练习时间很长,中途我感觉身上越来越痒,越来越不耐烦,还偷偷睁开眼睛看了好几次时间。我每天做身体扫描练习,一般也会选择15分钟的版本。我发现自己在练习上没什么耐心，这种情况应该怎么办？

老师：嗯，你讲的在觉察呼吸感受的练习中感到着急、不耐烦，或者觉得无聊，这是正常的现象。实际上这些感受出现的时候，正好是我们练习容纳情绪感受的好机会。当时你选择去看时间，这是着急、不耐烦的普遍反应，其实就是着急、不耐烦驱动了你去看时间，看完以后心里着急、不耐烦的感觉少了一点，对吧？然后闭上眼睛再练一会儿，可能又会着急、不耐烦，又要去看看表或者手机。

我们要练习的并不是怎样变得不着急、不烦躁，而是练习让烦躁和着急对自己的影响和制约少一些。怎么做呢？让着急来得多一些，让烦躁来得多一些，然后我们接着做正念练习。我们会发现，着急、烦躁自己会来也会走，自然而然地，它们对我们的影响就会减少，我们的内心也会更加稳定。

学员 6：您刚才讲到探索不舒服的感受，能再介绍一下如何对待不舒服的感受吗？

老师：我们在练习时，会多次体验到各种不舒服的感觉。对于不舒服的感觉，我们通常的反应是去调整，以及采取其他措施来减轻或者消除它们，这是正常的。当然，如果我们采取了过度的情绪性行为，对情绪感受等身心现象的容纳力就会降低，焦虑和抑郁情绪加重，陷入情绪困扰中。MIED 课程缓解情绪困扰的其中一条策略就是主动探索不舒服的感受、状态，甚至通过一些练习或任务，主动唤起不舒服的感受，让自己体会到这些感受并不可怕，它们会来也会走，提升我们的情绪容纳力。

具体怎样做呢？首先探索这个不舒服的感觉，体会一下这个感觉在身体的哪个部位，中心在哪里，范围有多大，这个不舒服的感觉有什么特点，尤其是它有没有变化。练习时，邀请自己先观察它、体会它，而不是改变它。我们迟早会发现，这些感受是变化的，并非一直增强；这些感受虽然不舒服，但并不可怕，它们的存在对我们影响不大。

当然，我也想强调一下，如果在练习中发现了异常的感受，自认为需要看医生，一定要及时去医院检查。因为病痛也是变化的，如果不去看医生，可能会延误病情。

学员 7：我发现自己在练习时，只要觉察，就会不由自主地控制。我告诉自己不要控制呼吸，结果却控制得更厉害，最后我允许自己控制呼吸。我感觉呼吸非常不舒服、不顺畅，然后就会不由自主地调整。我不知道怎样才是不控制的觉察，我总是会控制，不控制的话就会陷入混乱，所以现在我只能做到允许自己控制呼吸。这种情况该怎么办？

老师：我们想要调整或者控制呼吸，往往是因为觉得自己当下的呼吸不顺畅、不舒服。在练习中，最重要的是让自己体会呼吸感受，包括不顺畅、不舒服的呼吸感受，所以我会说不用去调整呼吸。当我们去觉察不舒服的呼吸感受时，可能会感到更不舒服。不管当下的呼吸是什么样的，允许它按照自己的样子进行。如果我们能够允许当下不舒服的呼吸感受存在，这种调整自然会减少，呼吸也会随之顺畅起来。所以，你的问题其实是，在练习中遇到这种情况到底要怎么做。答案是，不管呼吸感受如何，也不管自己是否在调整呼吸，这些都可以存在，你要做的始终是体会呼吸感受，允许任何不舒服的感受存在。

学员 7：我知道了，我还有一个问题，分不清楚接纳的界限，比如在做卧式伸展时，我的眼镜滑下来了。这时我是允许它滑下来，还是去扶它，不扶就要掉到地上了。

老师：这个问题涉及接纳的范围。我们讲的允许和接纳，范围不超过身心，包括不舒服的身体感受和想法。比如你提到的不舒服的呼吸感受，我们要学习允许它们存在，接纳它们，然后依然回到当下的练习上。眼镜掉下来这件事，不属于身心现象，对我们来说把眼镜扶正很有必要，也是能做到的，我们就要去做，让自己看得更清楚些。此外，我们也可以评估一下，类似的行为与其他人相比，是否过度。比如，你发现自己的眼镜要掉下来了，对大多数人来说，自然地就会去调整，扶眼镜的行为是正常的、合适的。

学员 8：在做伸展练习的时候，一个姿势让我的腰感到特别不舒服，我是应该忍受不舒服的姿势，还是马上调整一下？比如这个姿势可能对腰特别不好。

老师：首先，伸展练习的前提是安全，要照顾好自己的身体，做拉伸的动作绝对不是为了挑战身体的极限。如果动作幅度过大，疼痛比较剧烈，就需要调整，防止拉伤，一定要确保自己的安全和健康。所以，对自己腰不好的动作就不做。

其次，做这样的动作时，包括拉伸也好、锻炼也好，或多或少都会有些不舒服的感受。对这些不舒服的感受我们要学习允许它们存在，因为我们知道这些不舒服的感受并不代表身体会受伤。在确保安全的前提下，如果感到不舒服，可以尝试多体验一下，直接感受这个不舒服的感觉，通过这种方式来提升自己对不舒服身体感受的容纳力。这是 MIED 课程帮助大家缓解情绪困扰的核心策略之一。

当然，如果你还是觉得难以忍受，可以带着觉察来调整姿势，体验一个相对可以容纳的感觉。所以，可以调整，尤其是如果大多数人在这种情况下都会调整。我们要识别自己有没有过度的行为，如果大多数人不那样做，比如出门前反复检查或者上完厕所洗手洗了 5 分钟，这样的行为就是过度了，我们要能意识到并逐步减少这样的行为。

学员 9：我来分享一下我的感受。我练习身体扫描的整体感觉比较顺利，但有的时候注意力不够集中，总体还是比较可控的，可能是因为自我控制能力还不错。第一节课定的三个目标，我发现我已经实现了部分目标，有工作上的、学习上的，还有关于孩子的，我感觉在这几个方面压力有所减少。我觉得坚持练习正念很有必要。

老师：非常棒！看起来你的练习很顺利，而且有成效，实现了部分目标，祝贺你！我觉得你需要留意一下，正念练习并不需要控制注意，因为注意总是跑来跑去的，我们需要做的是，发现了以后知道注意跑到哪里了，然后回到练习上，这就是正念练习。至于注意集中，内心平静、放松，往往是持续练习后自然出现的，如果能体会到自然很好，但无需把它作为练习好或坏的评判标准。对于我们来说，最重要的是通过这样的练习，提高允许和接纳当下身心现象的能力。

学员9：老师，我现在很紧张，因为我不太喜欢在公共场合讲话。我先说一下刚刚静坐时的感受。刚开始静坐时，我以呼吸气流进出为锚定点，吸气的时候能感受到冷空气进入，呼气的时候是热的。这时候一个念头冒出来，我是不是上火了？因为呼出来的是比较热的空气。然后继续练习10分钟左右，念头来来去去的，但是我总能把注意拉回到呼吸上来，练着练着就打起盹儿来。以前，我一般选择在晚上练习，等孩子都睡了才有时间练。一般我很少使用指导语，怕吵醒孩子，基本上都是以呼吸为锚定点开始练习，不知不觉就睡着了。我之前听您说，最好把练习时间与睡眠时间分隔开，但是我想让自己睡着也算是一种接纳吧。之前我有时睡不着，现在练习正念后基本上每天都能睡得很好。我这样练习对吗？

老师：首先要肯定的是，你能带着紧张发言，你讲得很好、很清晰，你在做一件有挑战的事情，非常棒！练习对你的睡眠有帮助，这是个好事情。练习的时候，如果睡着了，就睡吧，不用抵制它。当然，睡着不等于练习，比如我们决定每天练习15分钟，如果练了5分钟就睡着了，相当于今天只练了5分钟。所以对练习而言，最好选择在清醒的时候做。最好把练习时间固定在早上，作为每天的第一件事去完成，这是最能保证练习时间的做法，我鼓励所有人都这样做。如果你希望通过正念练习帮助你入睡，就在睡前增加一个练习，做5分钟睡着了，相当于又增加了5分钟的练习时间，就更棒了!

学员 10: 前段时间因为生病我被隔离了, 出现莫名的紧张, 害怕自己感染病毒, 然后传给孩子。有段时间我总是很恐惧, 甚至到了惊恐发作的程度。怎样使用正念的方法帮助自己走出困境?

老师: 你现在还会惊恐发作吗?

学员 10: 现在不会了。

老师: 人们突然遇到危险时, 就会产生恐惧。恐惧是心理的一部分, 比如一辆车突然开过来, 我们会心跳加快、肌肉紧张、迅速躲开、浑身冒汗等, 这就是恐惧反应, 这些反应又叫"战斗-逃跑"反应, 能够保护我们的生命安全。当然, 有些人惊恐发作的时候, 外界并没有什么让人感到恐惧的事情。一个可能的原因是, 随着我们感受到的压力持续增加, 压力激素积累到一定水平后, 我们就会紧张, 会出现莫名的恐惧, 尤其是如果我们还认为这种莫名的紧张、恐惧是不对的或不好的, 比如意味着心脏病发作或意味着发疯和死亡, 我们就会更害怕, 惊恐发作更频繁, 甚至发展为惊恐障碍。惊恐障碍的核心特点是, 害怕惊恐发作, 觉得惊恐发作是一件非常可怕的事情, 可能会让自己死掉或疯掉, 患者会想尽办法预防它、控制它。结果却发现自己越这样做, 越紧张, 惊恐发作的次数越多, 问题越严重, 甚至不能出门, 更不要说正常工作了。

如何缓解? 在已得到实证研究支持的心理干预方法中, 有效的策略是循序渐进地邀请患者直面恐惧, 允许惊恐发作存在, 甚至让恐惧来得多一些, 让患者反复地去体会, 患者自己就会发现它只是惊恐发作而已，就是心跳加快和一些不舒服的感受，以及一些非真实感。只要给自己足够长的时间，就会体会到这些感受的自然消退，这就是暴露治疗。经过几次的暴露治疗，患者就知道了，其实这些感受是安全的，慢慢不在乎它以后，人放松下来，自然而然惊恐发作的次数就会越来越少。

在我们的课程中，对待惊恐发作的原则是一样的，不管遇到什么感受或心理现象，允许它发生。越能允许它们存在，我们就越有机会看到，这些感受和状态虽然让人不舒服，但它们自己会来也会走，即便它们存在，对我们的困扰也会减少。

学员 11：上周有一次做练习的时候，我整个人的心态很急躁，没办法做正式的正念练习。如果背部挺直的话，我整个背部和肩部就会很紧张、很难放松。在觉察呼吸感受的时候，我的呼吸就在胸腔这里，到不了腹部，呼吸特别不顺畅，吸到胸腔这里让我觉得没有安全感，有一点害怕，我不知道是为什么。老师要我们尝试允许不适感存在，我试着去感受了，但是感受完之后还是很难受，身体还会出现恶心、头痛的反应，这是为什么呢？

老师：你是不是一边觉察，一边调整和控制这些感受？

学员 11：对，这让我很难受，我想调整过来。

老师：这就是问题所在。你需要把握的练习要点是，允许不顺畅的呼吸感受存在，允许只能吸到胸腔，允许不安全感和害怕的感觉存在。怎么操作呢？就让这些感受存在，仍然去体会呼吸感受。不要期待觉察呼吸感受练习能让你感到舒服和顺畅，或者能把空气吸到腹部，能让自己感觉好一些。你要学习的是带着这些不舒服的感觉、害怕的感觉来练习，你最终会发现这些感受自己会来也会走。之所以这些感受会困扰你，是因为你害怕它们，内心无法接纳它们，从而不断地去调整、控制，但又控制不了，结果更紧张、更害怕，甚至感到恶心、头痛。

MIED 课程讲到的不同的正念练习方式，其实都是在反复练习接纳我们当下的身心现象，尤其是不舒服的感受，直接体会它们，允许它们存在。如果你能在这一点上有所进步，你的情绪困扰就会改善。

怎么做呢？按照每个练习的指导语做，让不愉悦的感受存在，让害怕存在，带着这些感受练习。你会发现，虽然这些感受还在，你依然可以继续练习，它们不影响你练习。

其实，我们无法完全控制这些身心现象，我们想让它们消失，但实际上我们没有办法让它们彻底消失。客观上，没有人能让这些情绪感受、状态、想法彻底消失，因为它们是我们的一部分。如果我们选择消除它们，相当于我们选择去做一件不可能完成的任务，这必然会让我们体会到更多的挫败、压力、焦虑和恐惧，这些不舒服的感受、状态和想法必然出现得更频繁，它们对我们的困扰也会越来越大。

减少困扰的方法就是学习让这些感受存在，甚至我们要主动体会这些不舒服的感受，制造不愉快的感受，允许和接纳它们，而不是想尽办法避免它们。

今天我们还有一个任务，做内感暴露练习。内感暴露就是通过某个活动来激发不舒服的身体感受的练习，内感暴露练习能让我们反复体会这些不舒服的感受，最终我们会发现，它们只是一些不舒服的感受而已，我们对它们的恐惧和回避就会减少，容纳力随之增加。这次我们要做的是 1 分钟的快速换气练习，这个练习能引发类似恐惧的不舒服感受，一会儿我会带着大家做，学习与不舒服感受相处。

学员 12：平时学习或做事时，我会突然想到正念，然后有意识地对当下进行觉察。但是，很多时候我发现我并不是真的在觉察当下，而是沉浸在觉察当下的想法中，好像在告诉自己我要关注此时此刻，然后等我反应过来的时候有一点儿不知所措，不知道自己接下来该干什么，忘记了自己的计划，请问这种状态正常吗？

老师：在日常的工作、学习中，我们的注意应该放在学习和工作任务上。但实际上，随着我们对自己有更多的觉察，我们会发现，注意在到处跑，不可能一直聚焦在当时做的事情上。正念觉察实际上给了我们一次又一次的机会，让我们能再次回到手头的事务上。类似在练习中所做的，我们发现自己在想别的事情，知道注意跑到哪里，然后再把注意带回到练习上来。日常的工作和学习也一样，发现注意转移了，恭喜自己有所发现，然后再把注意投入当下的事务上来就可以了。关键是要回到当下正在做的事情上来，以投入当下、完成当下的任务为目标。这就是在日常生活中运用正念的方法。

至于你说的停留在觉察当下的想法中，那时你的确不是真的在觉察当下。当然，这种情况，包括你发现的时候有点儿不知所措，这些都可以。注意就是跑来跑去的，可能刚想了一下，就想别的去了，这没问题。我们要做的是，发现的时候，依然体会当下的身心现象，允许它们存在，然后再次投入当下的事务。

学员 13：上一周我一直在记录情绪日志，基本上能在事件发生后立刻记录，甚至会在处理这件事情前先去记录。我发现在记录的过程中，我已经把事件、感受、想法区分开了。然后，我发现我能对这件事情做出更好的反应，能排除情绪困扰。养成习惯后，偶尔不方便记录的时候，我会在脑子里想一下这件事到底是什么、想法是什么，我也会有意识地注意自己身体的感受，这对我帮助很大。而且我发现，记录情绪日志让我更能接纳自己的情绪，自责减少。以前我有负性情绪的时候会自责，记录情绪日志后，这种情况很少出现。

我有个问题，从开始练习到现在，我一直在做 15 分钟的身体扫描。我不敢或不想尝试时间更长的练习，可能是因为我觉得自己没有那么长的空闲时间。我想问的是，我是一直做 15 分钟的练习，还是要让自己尝试时间更长的练习？怎样做更好？

老师：非常好，很高兴听到情绪日志对你有帮助。在感受到情绪波动的时候，尽快记录下来，分清楚事件、感受、想法和行为。这样，我们对当下的身心现象有更多的觉察和接纳的时候，就会发现我们可以不立刻反应，我们可以有更多的选择，有机会做出更好的回应。关于练习时间，每天至少保证 15 分钟的正式练习就够了。

如果有条件，愿意尝试时间更长的练习，也很好。练习的时间长，意味着正念的"肌肉"更强大，更有助于我们缓解情绪困扰。

学员14：我去年膝盖受伤了，颈椎也不太好，所以有时候在做一些伸展动作的时候，我会担心这个动作不能做。但最近我发现，这好像是我一直以来的一个行为模式，当我做一些动作的时候，有不舒服感受的时候，我就会给自己找理由，看似是很客观的理由，就不做了。因为每次我听到老师说，不要想着去调整，只是去观察、允许自己的感受存在，我发现不愉悦的感受慢慢减轻了。今天课上我发现，其实这些动作我是可以做的，而且做完之后身体确实感到很舒展。另外，我一直坚持做卧式身体扫描练习，我的睡眠一直不太好，最近每次我特别累，但是又睡不着的时候，就做一下身体扫描，每次还没扫描完左腿就睡着了。

记录情绪日志的这段时间，我发现自己不高兴的时候少了，不知道这是一个偶然现象，还是我最近确实挺开心的。发生不愉快的事情后，我会去想该怎么记录它，我的感受是什么，我现在在想什么，这个时候我的不愉悦体验就会迅速下降。

老师：首先要祝贺你有所进步！是的，已有研究表明，正念干预能够减少躯体症状。当我们愿意去面对不舒服感受的时候，它们就没那么烦人了。尤其是我们愿意仔细地探索它们的时候，实际上我们的心境已经有了变化，从急于摆脱它们、消除它们，转变为探索它们、允许它们存在。这很好，祝贺你！当然，我们也要有判断力，自己身上不舒服的感受是否异常，如果需要去医院检查，就一定要去，千万不要耽误了。

学员 15：我想分享之前做卧式身体扫描的一个感受。我发现第一周的身体扫描练习对我的效果特别好，我在中午休息的时候会做一次身体扫描，然后第一周每天下午的精神状态比上午还要好。但是到了第二周，这个练习的效果就开始逐渐下降，到了第三周，可能因为我有点儿懈怠了，下午的精神状态跟之前比没有什么区别。这种状态正常吗？

老师：嗯，是不是第一周练习以后，你就对这个练习的效果有期待了？

学员 15：是的，刚开始我觉得这个练习很神奇，效果很好。我向很多朋友推荐了这个练习。

老师：是的，就像玩游戏闯关一样，对练习效果的期待就是正念练习中的一道关卡，大部分学员都需要闯过这一关，也就是放下期待，或者能够留意到自己的期待，然后继续投入练习，按照指导语或者操作要点来练习。不要因为效果不好就懈怠，也不要因为期待效果就使劲练习。当然，我们有期待，这本身没有问题。我们之所以学习 MIED 课程，做这些练习，是希望缓解情绪困扰和压力、改善睡眠，这是合理的。练习效果来源于允许、认可和接纳当下的身心现象，不去改变当下的身心现象和状态。

一开始，我们不了解正念练习，对练习效果没有期待，所以往往容易体会到放松、平静，容易入睡。一旦体会到练习效果，自然就会有所期待，我们会期待每次练习后都能获得平静、放松和舒服的状态，期待睡眠质量的提高，这本身是正常的，但结果却事与愿违。对练习效果的期待决定了我们离放松、平静的状态越来越远。没有了好的效果，可能是你练习懈怠的原因。所以，这是一道关卡，在练习正念的过程中会反复经历。

我们要做的是坚持练习，允许当下的状态存在，不要努力地放松自己，不要努力地获得好的效果。练习让自己带着期待，允许当下的身心状态存在，这种能力与练习效果直接相关。这就是我们强调每天坚持练习的原因，只有规律地练习才能获得对当下身心状态容纳力的提升，从而获得稳定的效果。

内感暴露练习

内感暴露练习是指通过一些练习，主动唤起不舒服的身体感受，建立对这些不舒服感受的习惯化，提高我们对这些感受的容纳力。本节课要做的内感暴露练习是快速换气练习，在 1 分钟左右的时间里，有意识地大口快速呼吸，类似刚跑完 100 米的呼吸状况。这样的练习能唤起很多不舒服的感受，比如口干、嗓子疼、脸红、头晕、胸闷、心跳加快、呼吸不畅等，类似于惊恐发作。快速换气练习常用于认知行为治疗和 UP，尤其是针对惊恐障碍患者的治疗，目的是增加患者对不舒服感受的容纳力。这个练习对普通人来说是安全的，但不适用于高血压、心脏病等心血管功能脆弱，以及有哮喘等呼吸疾病的患者，因为这个练习会加重心血管或呼吸系统负担，危及患者的健康，这一点需要提前向学员说明。指导语如下：

今天的课程有一个重要的主题，如何对待自己的身心现象，尤其是不舒服的身心现象，答案是面对它们，允许它们存在，接纳它们。内感暴露练习能帮助我们提高这方面的能力，即主动唤起不舒服的感受，来得多一些，这样我们就会发现，它们只是一些感受而已，虽然不舒服，但并不可怕，不需要回避或调控。

下面我们要做的是快速换气练习，这个练习常用在焦虑、抑郁患者的认知行为治疗中，是一个常见的练习，非常安全。就像我们刚跑完 100 米的呼吸状况，当然，这个练习不适合心血管功能脆弱和有哮喘等呼吸疾病的患者，因为这个练习会加重心血管和呼吸系统的负担，如果有这些情况的学员就不要做了。

快速换气练习是在 1 分钟内，大口地快速呼吸，就像刚跑完 100 米的状况。这个练习通常会唤起一些不舒服的身体感受。这样做的目的并不是让我们喜欢上这些感受，也不是改变它们不舒服的性质，而是让不舒服的感受展现出来，让我们有意识地体会它们，允许它们存在。这样我们就能够体会到，这些感受只是一些不舒服的感受而已，并不会发生更糟糕的事情。如此一来，我们对它们的恐惧自然会减少，我们对它们的容纳力会提高，最终减少不舒服感受对我们的困扰。

这些感受可能跟我们所回避的、害怕的感受相似，也可能不同。如果相似，很好，我们可以利用这个好机会直接体会自己所恐惧、回避的感受。如果不一样也没关系，我们可以以此为基础，主动靠近、面对自己恐惧、回避的特定感受或状态，增加对它们的容纳力。

好，下面我来带大家做。

老师带领学员做 1 分钟的快速换气练习，注意老师也要同时做。1 分钟到了，可以请大家停下来，然后邀请几位学员用不超过 3 个词描述一下自己的感受。

老师：好，我们刚刚做了 1 分钟的快速换气练习。不知道大家感觉怎么样，欢迎几位学员分享一下刚刚练习时的感受。我自己有很多不舒服的感受，头晕、口干舌燥、嗓子疼。

学员：手指发麻、头晕、不真实感、喘不上气……感觉没有那么可怕了。

老师：非常好。大家体会到了种种不舒服的感受，这就是我们希望这个练习达到的效果。如果能体会到这不可怕就更好了，做这个练习的目的就是要让这些感受出来，反复体会它们，最后我们会发现自己的恐惧感下降了，对它们的容纳力提高了，这是 MIED 课程的策略之一。好，在接下来的一周中，我们要增加一个任务，就是每天做一次 1 分钟的快速换气练习。提高我们对不舒服感受的容纳力。

挑战性任务

受到情绪困扰的学员，往往对一些情绪感受不容纳，甚至认为这些感受，以及相关的想法、状态是不好的、可怕的和难以接受的，所以会花费大量的时间和精力去回避、调节和消除它们。这势必影响正常的生活，是维持或加重焦虑、抑郁情绪困扰的重要心理因素。MIED 课程的首要策略是循序渐进地引导学员，把注意、时间和精力逐步转移到当下的生活中，包括能够面对和完成相对困难的事情。从第一节课的正念进食葡萄干，前三周课后安排学员每天正念地做一件事情，到后期每周完成一件挑战性任务，都是基于这个策略设计的。本节课将引入挑战性任务，引导学员把因情绪困扰而回避、拖延的事情做起来，尤其是结合第一周列出的痛苦回避情境来设计自己的挑战性任务，逐步面对这些情境，让自己的生活恢复正常，缓解情绪困扰。

在设置挑战性任务的时候，需要对此有明确的界定，帮助学员选择合适的、可完成的任务。首先，这个任务应该是安全的、没有危险的任务。其次，这个任务经过学员努力，能在接下来的一周内完成，任务的难度不能超过学员当前的能力，一定要结合学员当前的情况、能力来设置，提前设置奖励，完成后要奖励自己。具体讲解如下：

学员们，我们这一周要设置并完成一件有一定挑战性的任务。任务的设置在本次课程中非常重要，这个任务以及后续的一系列挑战性任务，会帮助我们缓解情绪困扰，恢复正常的生活秩序。

什么是挑战性任务？这个任务要有一定的难度，可能因为受到情绪的困扰等，你很长时间没有去做，或者不太愿意做；而在这个星期，你感觉自己有能力完成这个任务，以你当前的能力是能做到的。此外，这个任务一定要是安全的，这是前提。如何判断任务是否安全，可以看看这样的事情是不是周围人通常在做的，或自己之前能做到的，比如和熟人打电话、当众讲话等。

课程第一周的课后资料中有一项任务就是请大家列出自己的痛苦回避情境列表，在设计挑战性任务时，大家要结合这个列表，从中挑选一件自己回避的、对自己来说有些痛苦的任务或者情境，且在自己当下的能力范围内可以做到。

请大家注意，我们在完成这个任务的时候，通常会有一些情绪唤起，会体会到不舒服的、平时我们所害怕或回避的感受，比如紧张、焦虑、害怕、不真实感、心跳加快等。如果你感受到不舒服，注意不要花时间和精力去调整这些不舒服的感受，更不要因为感到不舒服而放弃这个任务，而是要让这些身心现象存在，带着它们把这个任务完成。正如我们做内感暴露练习一样，不管出现什么感受、状态和想法，就让它们存在，继续做当下的事情。比如，有学员说自己不习惯当众讲话，虽然很紧张，但也成功地做了课堂分享，这样的事情就是一个有挑战的任务。虽然在发言的时候，依然会紧张、不舒服，但还是把想说的都说了，这就是成功地完成了任务。

请注意，在制定任务的时候，不要把理想的情绪状态作为自己的目标。比如，做这件事的时候身体没有紧张和不舒服的感觉，能够平静地当众讲话，这样的目标不具有操作性。我们要定的目标是，带着不舒服的情绪感受，把这件事做完。有情绪感受也好，没有情绪感受也好，都可以。

最后，提前定好完成任务后给自己的奖励。完成任务，一定要给自己一个奖励，比如看个电影或吃一顿大餐。设置奖励是为了更好地鼓励自己勇敢面对生活中的困难，尽自己所能解决问题。

在本次课程的课后资料中还会讲到一些例子，供大家参考。课后大家可以对照这些例子，为自己选择一件有一定挑战性的任务，然后在本周内完成它。

第四课课后资料

课程的最后，老师带领学员做三步呼吸空间练习来结束课程。

减少过度的情绪性行为

MIED 第五课

MIED 第五课的主题是识别并逐步减少过度的情绪性行为，包括回避行为和情绪驱动行为，这是 MIED 课程缓解情绪困扰的核心策略之三。过度的情绪性行为是情绪困扰得以维持甚至恶化的主要心理因素。当学员能够意识到过度的情绪性行为对维持情绪困扰的作用，并且能够逐步减少这些行为，把更多的时间和精力投入当下的生活，情绪困扰就能得到缓解。

本节课的内容有，向学员展示回避行为和情绪驱动行为列表，请学员对照列表识别自己是否有这些行为且程度如何。在此基础上，引导学员有意识地减少过度的情绪性行为，达到适当的水平。此外，在上节课的内感暴露任务基础上，识别自己恐惧的、无法面对的感受，针对该感受设计并进行内感暴露练习，进一步提升痛苦容纳力。

课程安排

1. 正念行走练习。（10分钟）

2. 觉察呼吸感受和慈心禅练习。（20分钟）

3. 正念沟通。（15分钟）

4. 课堂讨论：分享与答疑。（80分钟）

5. 识别过度的情绪性行为。（15分钟）

6. 发放课后资料。（5分钟）

7. 三步呼吸空间练习，结束课程。（5分钟）

正念行走练习

正念行走练习有两种形式：一种是正式的，另一种是融入生活的。正式的正念行走指的是在无人打扰的空间，在一块如瑜伽垫大小的区域，非常缓慢地行走。在行走过程中选择一个特定部位的感受，比如脚底的感受，作为觉察对象。在行走练习中，学员往往会发现自己思绪万千，所以这个练习在 MIED 课程中，也用于练习觉察想法、与想法相处，可帮助学员增加认知灵活性。融入生活的正念行走是指在日常生活中正常行走时，融入正念的方式，也就是在行走的过程中，一次次地意识到自己的注意跑去思考、想象，然后温和而坚定地回到行走上来。当然，安全是第一位的，觉察范围可以大一些，包括去看周围的环境、倾听周围的声音，感受行走中身体的感受。在融入生活的正念行走练习中，同样需注意识别想法，把想法只当作想法。

以下是正式的正念行走练习的介绍及指导语。

各位学员，欢迎大家参加 MIED 第五课。首先，我来带领大家做正式的正念行走练习。在这个练习中，我们会以非常缓慢的节奏行走，觉察的对象是行走带来的脚底感受。练习要点是把觉察带到当下的行走感受中，允许和接纳练习过程中注意不时地游移、想法不时地出现。我们要做的是允许当下身心状态的存在，把想法当作想法，一次次地投入到觉察脚底感受上来。在练习一段时间后，我们通常会发现自己内心的想法特别多，所以正念行走练习是觉察想法、把想法当作想法的一个非常好的练习方式。

先让自己站在垫子上或者地上，体会站立在这里的身体感受。当你准备好了，就开始慢慢行走，一只脚抬起来往前送，脚跟落地，体会脚跟的感受，体会脚底的感受。然后提起另一只脚，左右交替。就这样慢慢地走，有意识地转动身体，一次又一次地觉察脚底感受。身体的其他部位不需要使劲，如果发现自己在使劲的话，可以放松一下，比如手在使劲就放松一下手，只是让自己体会行走带来的感受。

或早或晚，我们会发现，注意离开了行走的感觉，跑去思考、想象。正如觉察呼吸感受一样，这是一个觉察想法的好机会。当我们发现自己在思考时，我们知道那一刻自己想了什么就好，恭喜自已发现当时内心的运作状况，把想法只当作想法，再一次把注意放到觉察当下的行走感受上来，一次又一次地耐心地做。

正念行走练习后是觉察呼吸感受和慈心禅练习，与上次课基本一致，觉察呼吸感受的指导语可以简单一些。

好，现在我们来做15分钟的觉察呼吸感受练习。

请慢慢地闭上眼睛，体会当下的呼吸感受，一刻接着一刻地体会，如果发现了自己的内心活动，把这些内心活动当作内心的主观现象，允许当下的任何状态，身体不舒服的感受、不愉悦的情绪感受、不想要的想法，让它们存在，我们并不打算采取任何行动来改变它们。

让自己成为一个观察者，不去干预自己的身心体验和想法。一次又一次地觉察，把当下的呼吸感受作为锚定点，一次又一次地回到体会呼吸感受上，不用去管练习什么时候结束。

在这个过程中，我们内心会有很多的想法、景象，可能还有音乐响起。这些都是正常的。我们要做的是发现了以后，把这些现象当作内心的主观活动，依然投入到对当下的觉察，而不要放任自己去思考和想象。

不需要排除想法，不需要干预内心的活动，只是觉察当下的呼吸感受，让它们按照自己的样子存在就好。

（练习10分钟。）

好，当你准备好了，觉察呼吸感受的练习就做到这里，下面我们来做慈心禅的练习。

（慈心禅练习的指导语同第四课。）

正念沟通及大组分享与答疑

课程过半，参照 MBSR 的安排，在本次课程中，我们设置了中期小结的环节。正如之前在课程的沟通环节中看到的，部分学员在某些方面已经有了一些收获和进步，本次课程将引导学员做阶段性总结，对下一阶段的学习也会起到激励的作用。按照课程的安排，首先进行正念沟通，指导语如下：

下面我们来做正念沟通，形式与前几次课一样，内容包括两个部分：一是刚才做练习的体验、发现和问题，以及过去一周的体验、发现和问题，尤其是快速换气的练习情况和挑战性任务的完成情况。二是，课程已经过半，到现在为止，你觉得进展如何？对于每次上课、每周练习，你的投入情况如何？对于下一个阶段的课程，你有什么想法？我们来做一个课程中期小结和展望。

在 12 分钟两人一组的正念沟通结束后，进入大组分享和答疑的环节，以下内容选自往期的分享和答疑。

学员 1：上个阶段我的目标就是好好工作和睡觉，整体上我有了比较大的进步，但没有完全达到我的预期目标，上个星期我因为情绪的问题一两天晚上没有睡好。练习的时候，我会告诉自己接纳现在的感受，但是我发现，我只是简单地告诉自己，并没有真正做到接纳，我不知道该怎么去接纳，不舒服的感受产生了之后，我还是下意识地在排斥，可能我只是简单地在言语上告诉自己要接纳，请老师指导一下我该怎么做。

老师：首先祝贺你取得的进步！你说的问题，在我看来是正常的，没有关系。人在体会到不舒服感受的时候，通常会习惯性地去调整、改变。这是一种习惯性的做法，甚至不需要意识的参与，习惯的力量非常强大，所以能够先在言语上告诉自己接纳，是很好的第一步。下一步的关键是继续练习，耐心地做，允许自己调整和抵抗。所以，不管自己能否做到接纳，关键是再次回到练习上来，回到体会自己的感受上来，或投入到当下自己应该做的事情中就好。不用以能否接纳感受作为标准评判自己做得好或不好，无论状态如何或当下的练习效果如何，允许身心现象的存在，再次回到练习上，继续体会感受，这就是允许和接纳，这样做慢慢地你的接纳能力就会提升。

学员 2：上周的练习我完成得不是特别好，我觉得自己不是特别专注，但我还是有一些体验的。比如立式伸展练习让我感觉特别累，尤其是脖子和腰，还有胳膊，一些动作做起来特别吃力；快速换气的练习让我觉得非常难受，这种难受与负性情绪带给我的不舒服感觉不一样。上周我的挑战性任务是这样的，我去面试了，之前我也接到过面试通知，但不知道为什么感觉特别恐惧、特别回避，所以我从来没去过。上个星期我下定决心去面试，而且对方也给了我回应，我被录用了。我奖励了自己，玩游戏时买了一个皮肤，我的分享就是这些。

老师：首先，恭喜你完成了挑战性任务，非常棒！需要强调一点，在练习的时候，我们不寻求专注，专注程度也不是评判正念练习做得好或不好的标准。就像我带领大家做练习时提到的，分心是不可避免的，是正念练习的必要环节。在整个练习中我们要做的事情是，发现自己分心了，了解一下刚刚注意去了哪里就可以，然后再回到觉察感受上来。如果发现让自己分心的是思考、想象，把这些思考、想象只当作想法，当作内心的主观现象来对待，然后再次回到觉察感受上就可以了。耐心地这样做，内心自然会安定、放松和专注。所以重点在练习和操作，不要逼迫自己保持专注，或者一发现自己无法专注就放弃练习，这不是正念练习要做的。当然，最棒的是你能够完成一项挑战性任务，可喜可贺！

学员 3：上一周我没做到坚持每天练习，6 天的练习只完成了 4 天，挑战性任务只做了 3 天。我发现自己做事有个规律，比如每次上完课，第二天要做一个新练习的时候，我都会很抗拒，拖延到最后一刻才做，这应该体现了我内心的一种恐惧。第一天练完后，如果感觉好的话，后面的练习就会更顺利，如果第一天遇到了困难，第二天我就会更抗拒。像这周，第二天我没练习，但是第三天练的时候有了不一样的体验，我觉得难度还可以，后来就愿意做了。这可能是我面对事情的一种行为模式，倾向于把事情想得比较难，开始做的阻力特别大。

老师：你有这个发现非常好，改变往往是从发现问题开始的。

学员3：谢谢老师。具有挑战的事情，我一直没想到，但是我的拖延问题很严重，会拖到最后一刻才做。这次可能是因为每天我都会强迫自己及时做，拖延没有那么严重，因为我意识到自己有这种行为模式，就会逼迫自己完成。

老师：在拖延问题上有改善就是一个非常大的进步。启动拖延的事情，在我看来就是你的挑战性任务。实际上随着你对这种不愉悦感受的容纳力的提高，拖延的现象也会减少。我不知道你有没有发现，拖延本身也是因为我们一想到这件事，或者一想到自己要做这件事就觉得烦或难受，所以就干脆先不做，拖延下去。

学员3：对，我之前就是这个样子，我觉得拖着拖着有些问题它自己就解决了，而且有一句特别流行的话是"逃避，虽然可耻但是有用"，有些问题真的就解决了。但是大部分问题不会自己消失，所以我觉得还是得改变策略，勇敢面对，并且还要早一点儿面对。现在我的困扰是经常会和各种念头在拉扯，不知道这种情况该怎么解决？

老师：是的，你的感受和心理学的研究发现是一样的。这个研究是这样的，一个是拖延组，一个是不拖延组，面对同样的事情时，一开始拖延组的压力小一些，但随着时间的推移，压力指数越来越大。而不拖延组一开始因为要做事，压力随之提高，但是到了一定时期后，不拖延组的压力指数就不再上升了。这样，不拖延组的压力曲线与拖延组的压力曲线形成一个交叉。越往后不拖延组的压力越小，因为事情有了进展，压力自然会缓解。

你提到一个关键问题，也是我们自己的切身体会，拖延是因为做这件事让自己难受，而拖延会让我们感觉好一些。但是这件事情还是在那儿，它可能会带来更大的麻烦、更大的压力。你现在能够做一些规划，能够提前开始做事，我觉得非常好。尤其是你现在有了这样的态度和体验，愿意去做，不放弃、接着做，这非常好，期待你下周的好消息。另外，你说的"和各种念头在拉扯"是什么意思呢？

学员3：比如我有一个念头，这个念头让我产生了不好的情绪，我觉得这个念头不应该出现，不想要这个念头，我会让自己想点儿别的事情、做点儿别的事情，然后过一会儿它又跑回来了，情绪又上来了，就是这样一种拉拉扯扯的感觉，很难受。

老师：我明白了。实际上对待念头，我们要做的就是把它们当念头，当作内心的主观现象，允许和接纳它们不断的出现，允许和接纳它们带来的不舒服的感受。我们越是能这样做，念头对我们的影响和困扰就会越少。越是不能接纳它，想要通过转移注意或者其他方法消除它，就像你所做的，实际上这个念头会出现得越频繁。因为我们会有意无意地去检查它到底有没有出现，这就会增加我们想起它的概率。然后我们会投入精力转移注意，或者采取其他办法排除它，消除它的影响，虽然短期可能有点儿效果，但每次它出现后我们都需要这样做，那么它对我们的困扰就会越来越大。

　　所以 MIED 课程的一个重要目的就是希望大家能够学会以一种新的方式与不舒服的感受相处、与带来不舒服感受的念头相处，也就是允许它们存在、接纳它们。这样做，慢慢地我们就能认识并且体验到，这些想法在客观上就是内心的现象，虽然让人不舒服，但是它们跟其他不舒服感受是一样的，会来也会走。只要我们愿意接纳它们，一次又一次地允许它们出现，接纳它们带来的不舒服感受，它们对我们的困扰就会减少。慢慢地做，不用着急。接纳它们，让它们存在，我们只是再一次地回到体会当下所选定的部位的感受上来。如果正在工作、正在学习，我们就把注意和精力再次放到工作、学习中，不要想着采取措施缓解它们、排除它们。它们会来也会走，虽然还会来，但也还是会走。换句话讲，其实我们不需要干预它们，它们自己就会离开。

　　学员 4：老师，我先说一下做内感暴露练习的感受。我觉得这些练习和平常体验到的不愉快的情绪感觉是不太一样的。不过，我发现我对它们的态度变了，就是虽然觉得很难受但还是会去做。另外，第一次练习是最难受的，后面好像稍微适应些，虽然也有那种不舒服的感觉，但是程度没有第一次那么强。

　　老师：非常好，对不舒服感受的恐惧和厌恶一般都是这样，如果我们愿意去体会它们，就会发现，第一次练习时，恐惧、厌恶的感受会强烈一些，但只要我们继续坚持练习，下一次练习时感受到的厌恶和恐惧就会变弱。我们会发现，这些感受其实并没有想象得那么可怕。你发现自己的态度有变化，这是非常好的第一步，其实对自己害怕的感受，也是一样的，只要你愿意去面对，你都会发现它们慢慢就没有那么让人害怕或者厌恶了。在这个星期的内感暴露练习中，大家要找一找让自己恐惧、回避的感受、状态或想法，尝试一下用什么方式能把它们激发出来，反复让自己体会这些身心现象，就会发现这些感受虽然不舒服，但我们对它们的恐惧会慢慢降低，它们对我们的困扰也会逐渐缓解。

学员 4：我再讲一下上周的挑战性任务，我觉得没达到理想状态，只能说比较接近。我的目标是用一整天的时间学习，不想别的事情，投入地学习。最后的结果不是那么理想，偶尔还是想去干点儿别的事情。至于奖励，我觉得如果我能很好地完成这个练习，本身就是对我的一个奖励。投入地去做一件事，让我觉得很舒服。平时，如果有那么一段时间我能够用非常投入的状态学习，我就会觉得很舒服。

老师：好的，我觉得你尽力朝着自己定的目标去做了，这很好。但是，我觉得你给自己定了一个绝大多数人很难做到的任务。

学员 4：我曾经做到过，就是在考研的时候。那个时候我不会去想其他事情，只想着学习。

老师：是的，当时你在备考，能够达到这个状态是多种因素的共同作用，比如考研的压力、周围的学习氛围等，在你没有设置目标的状态下，自然就做到了。在这些因素中，有不少是我们掌控不了的。而且，你想一想，至今这种状态达到过几次？你也可以问问在座的同学，大家达到类似状态的情况如何？你可以看到，这种情况并不常见，能否达到也不是你能掌控的。所以，实际上这个任务你定得太难了，因为没人有把握能做到。所以，下一周你需要定一个自己有把握达到的目标，而不是不走神、不想其他事情。

学员 4：可是您说过在选挑战性任务的时候，可以是曾经做到的，我确实做到过。

老师：是的，这是一条选择标准，但更重要的标准是，我们在接下来的一周时间里有把握做到，或者经过努力确定自己可以做到的事情。一整天时刻保持专注状态的目标，我觉得在一周的时间内没有人有把握说一定能做到，可以说这样的任务属于高难度任务，甚至是不可能完成的任务。所以，我们一定要选择中等难度的任务。另外，任务要具体，比如今天我要学习，具体目标是我要把这一课的作业保质保量地做完。保证质量做完就可以，不要把目标定为我要达到专心致志的状态，正如我们做练习一样，正念练习也不是以是否专注作为练习好或不好的评判标准，因为我们没有把握做到。我们选择的挑战性任务一定要是自己能做到的事情，选择那些因为情绪困扰没去做的事情。

我们要留意自己是否有类似的追求理想状态的目标，虽然与回避和排除不理想的情绪状态不同，但也是焦虑、抑郁情绪困扰的来源。虽然偶尔可以体会到，但没有人能确保自己达到一整天专注的状态，如果以此为目标，带来的只能是挫败，更多的分心，事情也做不好，状态也没了。所以，我们还是要把注意放在事情上，放在事情是否能完成、是否能做好，而不是把状态是否理想放在做事的前面。

学员 5：老师，我先分享一下上周做快速换气练习的感受。我感觉这个练习和我在焦虑和恐慌下的体验一致，都会出现呼吸加快、手发麻和发抖的状况。我以前有类似体验的时候，处理方式就是回避。比如工作让我焦虑了，就回避工作、不工作了。上一周，我每天都会做一次快速换气练习，我发现我的大脑和整个身体不会一直处在那种非常可怕的状态里，然后我觉得情况也没那么可怕，该干什么就干什么好了。

老师：太棒了！你能有这样的体会和发现，非常棒！

学员 5：然后就是挑战性任务，我的挑战性任务是我们老师突然安排的一个汇报，需要用三天的时间准备，我算是完成了。虽然可能完成的质量不是特别高，但还是从头到尾讲下来了，所以最后我给自己的奖励是买了一箱可乐，还买了一箱螺蛳粉，都是我特别想吃但一直没吃的零食。

老师：好啊，应该好好奖励一下自己！

学员 5：对。课程已经过半了，我感觉我整体的投入情况只能打 5 分或者 6 分，不是特别高，因为有的时候我做身体扫描练习做着做着就会觉得好烦、不想做了，然后就不做了。但是效果还是很好的，因为至少我的目标已经完成了一半，我希望在下一阶段的课程中更投入一些，能够完成自己的目标。最后，我还有一个小问题，我有一个习惯，就是一边看电视一边吃饭，或者一边听歌一边洗碗，我想知道是不是因为这种习惯，我才特别容易有这种不舒服的感觉。

老师：好，每一天其实都是一个新的开始，过去的已经过去了，从今天开始，在现在的基础上，开始每天的练习，继续培养自己的觉察和接纳就好。就你提出的问题，我鼓励你在能做的时候，尽量一次只做一件事情，一心二用带来的就是容易分心的习惯。我们要做的，不管是正式练习还是融入生活的练习，就是当发现自己分心了以后，允许当下的身心现象，再一次温和而坚定地回来就可以。这个做法可以用于我们的日常生活，比如走路时就好好走路、吃饭时就好好吃饭。此外，一心二用应该不是你容易有不舒服感受的主要来源，而是你不容纳那些不舒服的感受，而且之前你都是尽可能地回避它们，所以它们就更容易出现。而现在，你开始愿意面对它们，你就会发现这些不舒服的感受对你的困扰在减少，它们出现的频率也会少一些。好，总体上你有很大进步，祝贺你！

学员 6：我前一周的任务完成得不是很好。快速换气练习，因为我学了认知行为治疗的课程，已经知道了练习目的，所以练习时我没什么耐心。身体扫描的任务我做得很认真，一直沉浸其中，15分钟的身体扫描我几乎每天都做。上一周的暴露练习给我带来的身体反应太强烈，第一次练习感觉太强烈之后就没有勇气再做了。上一周的挑战性任务是一个对我来说前所未有的挑战，接受电视台的直播采访，这是我从来没做过的事，当时压力特别大，我不得不面对这个挑战。我记得很清楚，接受采访前我特别紧张，那个时候我让自己的注意回到呼吸上，回到当下。后来，采访顺利进行。

老师：非常好！

学员 6：我还想总结一下前面的课程。我记得好像是在做正念伸展练习的时候，您每次提醒说不要挑战身体极限，我发现我还可以再往极限的方向走一点，转身的幅度还可以大一些，我明明感觉自己已经紧绷到极限了，可是一旦觉察那个位置还可以再往前一点，紧绷感就没了，这是一个很奇妙的体验。对于内感暴露练习，我没有太多的体验。身体扫描练习让我整个人对情绪的觉察非常细腻，可能念头刚刚有一点变化，刚觉得有点生气就马上能觉察到，然后我就会立刻去感受，甚至我会停下来，停在那一刻，体验那一刻的情绪带来的身体感觉，可以用什么词来描述我当下的心情。经常是一停下来，注意回到当下、回到呼吸、回到感受上，仔细地去检查它的时候，那个感受就没了，然后整个人都很平静，觉得自己变得更细致，觉察力变强了。

老师：好啊，首先要祝贺你在过去一周中成功应对了这么大的压力，虽然是不得已，就像我们在上一周布置任务时讲到的，不管自己的感受怎样，能把这件事完成就非常棒！因为在做事情的过程中，你的感受是紧张的，压力非常大，但是你并没有因此回避这件事，而是能顺利完成，这一点非常好！能完成就意味着下次你还可以带着压力和紧张做事，压力和紧张这些不舒服的感受对你的困扰就在减少，这是第一。第二，我们确实需要练习内感暴露，去唤起和体验那些不舒服的感受。如果我们能多体会，最终会发现，就像刚刚有学员分享的那样，我们对于不舒服感受的厌恶、恐惧自然会下降，这就意味着我们再次遭遇类似的压力事件时，这种应激的状态、不舒服的感受对我们的困扰会减少。因为这些压力事件唤起的都是一些不愉悦的感受，如果我们已经能做到允许它们存在，不调控、不回避，那么我们的精力就可以被解放出来，就可以更多地投入当下的事情。这样，我们不仅可以把事情做得更好，生活也会更美好，这些所谓的不好的感受对我们的困扰也会减少。为什么我们要强调做练习，强调有意识地激发自己不舒服的感受，即内感暴露练习，都是出于这个目的。所以对于课程中的每一个练习，我们都要认真地对待。

学员 6：我知道了，我发现我在做内感暴露练习时身体反应非常强烈，很痛苦，跟生活中困扰我的感觉不太一样，之前好像也有同学提到过。我感觉困扰我的更多的是在关系层面，比如跟他人的互动，别人不尊重我，或者我的内心需求没有得到满足时，我的情绪会变得比较强烈。按照您所讲的，我要找到那些不舒服的点，或者说我要有意识地去经历那些情境，然后让自己去熟悉那种不好的感觉吗？

老师：是的，回避的情境对你来说就是人际情境，可以把面对这些情境作为自己的挑战性任务。可以选择你能完成的目标，把注意放在完成任务上，而不是减少或消除不舒服的感受上。但是现在我们首先要做好内感暴露练习，虽然它激发的感受跟你所厌恶或恐惧的感受不太一样。这样做的目的是，我们需要改变自己对不舒服感受的态度和应对方式，即允许和接纳它们，而不是回避它们，这就是为什么课程安排大家做身体伸展活动，除了运动拉伸身体之外，更重要的是改变我们对身体不舒服感受的处理方式。

刚刚，你还有其他学员提到，内感暴露练习，比如快速换气，与自己平时体会到的不舒服感受不一样。我们可以留意一下自己通常在什么情况下会有不舒服的感受，这些感受是自己觉得不好的、想要控制和消除的。这个星期，大家要在练习中或某个情境下唤起自己的这种不愉悦的感受，尝试把这些不舒服的感受激发出来，然后去体会这些不愉悦的感受。我们最终会发现，我们对它们的恐惧，会随着多次的面对和体会而慢慢减少、消失。这样，面对复杂的情境，比如对你而言是人际情境，在互动中，当你更能容纳这些不舒服感受时，你就会有更多的机会看清楚当下正在进行的事情，选择更加灵活的方式来处理和应对。

学员 7：老师，这周我的挑战性任务是我报了一个插花班，一共 21 天，每天打卡交作业。在练习上，这周我觉得自己状态不太好，我不太想勉强自己，基本上每天只做身体扫描和快速换气。我感觉快速换气跟我回避的感受差距挺大的。对于身体扫描，我不知道是因为做了身体扫描的练习，还是因为我最近外出比较多，我的睡眠有了极大的改善，能快速入睡。关于中期总结，这个课程刚开始时，我希望能够改善自己的情绪，现在我的情绪变得更平和了，但我不知道是课程的哪个部分起了作用。所以，我觉得后面的课程还是要坚持去做。

老师：好啊，祝贺你有所进步。在课程进行中，有一些因素可能会发生变化，让情绪困扰有所减少。比如，在身体扫描练习中，我会指导大家允许和接纳自己的身体感受。实际上，对于身体感受的接纳，尤其是对于不舒服身体感受的允许和接纳，会起到一部分的作用。另外，在练习中，我会引导大家去识别自己的想法，并且只把它们当作想法，做情绪日志的时候也要去识别想法，这样做能让我们不会一直陷在自己的想法中，尤其是一些灾难化的想法，也会帮助大家看得更清楚，从情绪的漩涡中走出来，更灵活地看待事情。对你而言，可能这些因素起到了一定的作用。当然，对所有人而言，最重要的依然是练习正念、学习知识和完成课后作业。这样，这些因素才可能共同作用，润物细无声地帮助大家。

学员7：老师，在练习中如果出现一些想法，您说过在发现时，知道自己有了刚才那个想法，我不太清楚知道那个想法的作用是什么，因为我觉得那些想法或者走神并没有那么重要。

老师：是的，之所以让大家这样做，不是因为它们重要或者不重要，而是改变自己与想法的关系，让自己意识到它们只是一些想法，学习只把它们当想法来对待。我们对想法的态度就是"这是一些想法"。不管是想法，还是景象，也许它们是重要的或不重要的，即便是重要的，这个时刻它们也只是一些内心的现象。这样做有助于减少我们习惯性地认为"想法就是事实"，有了想法就采取行动。如果想法本身是有问题的、站不住脚的，那么我们所采取的行动就很可能是不理智、不必要的。

学员8：老师，我有时候做觉察呼吸感受的练习时，会觉得身体变得很轻很大，整个人好像轻飘飘的、特别大，像一团气似的，有一种非现实的感觉，我不知道该怎么形容，不是特别真实的一种感受，我在想这有没有问题？

老师：练习的时候，不管体会到什么都可以，轻飘飘的或者沉重的都可以。你的感受可能对不少学员来说，还是希望体会到的呢，而这种不现实的感觉让你感到有点担心。不管是什么状态，它们会来也会走。你现在还会感觉轻飘飘吗？我们要培养和提升的是，对于任何身心现象，去认识它们、允许它们和接纳它们的能力。

学员9：课程已经过半了，我感到我的内心趋于平静了，这是我最大的收获。回顾上一周的练习，我不知道是因为内感暴露任务过于痛苦，还是我的收获不多，我上一周做练习时不太认真，对自己的评价挺低的。在做身体扫描的时候，思绪飘忽不定，我并没有像以往那样意识到把注意拉回来，这一点做得不太好，可能也是因为我最近比较懈怠。我的挑战性任务是研究生中期答辩。之前我上台讲话比较紧张，导致我经常不能脱稿，要看着稿子说。我的任务是脱稿，一开始我会背稿子，我感受到情绪和身体的紧张感，带着这些感受做准备。在等待上台的那一段时间，我还是挺难受、挺痛苦的，但答辩过程中，我感觉其实还是挺顺利的，中间我有一次忘词也没有看稿子，努力把内容想起来了。

我之前定的三个目标，基本上实现了两个，当众发言和内心平静。但是，我还是不能很好地完成自己设定的任务。我经常违背对自己的承诺，这一点令我比较痛苦。

老师：首先祝贺你完成了一个挑战性任务！这个任务的难度相当大，你有没有奖励自己？

学员 9：我给自己的奖励是看一部电影，但没有找到想看的。然后就改成放松，就是不做任何事情，就是玩。

老师：玩也是一个很好的奖励，祝贺你！你刚才讲到不能很好完成自己设定的任务，能举个例子吗？

学员 9：比如我最近想写一个读书报告，虽然截止日期还没有定，但我想提前完成这个任务。我想每天写 1000～2000 字，但是我有拖延的毛病，每天也在写，但也就是几百字，达不到我设定的每天 1000～2000 字的目标。

老师：我觉得你已经做得很棒了。你的状况比一般人要好。一般人通常能够按时完成，能够提前完成是比一般人要好的。因为你在截止时间还没有定的情况下，已经给自己提出了要求。当然，你要给自己设定一个合适的目标，中等难度的目标最好，每天写 1000～2000 字，这个目标在我看来太高了，需要降低一些，因为一般人通常做不到。

对于拖延，最有效的方法是先动起来。以前我遇到过有学员论文一直拖着不写，在上课的过程中，受到其他学员的启发，给自己定的目标是每天写 5 分钟论文，这样每天都能轻松完成。结果第一天、第二天写了 5 分钟，很开心，因为达到自己定的目标了，后来某一天她写了一个多小时，更开心了。这样的现象还不只出现在她一个人身上。所以，像这种需要长时间完成的任务或可能会拖延的任务，每天设定一个小的、容易达到的目标，先动起来，这样做的自我感受会好些，慢慢地就愿意做了，然后自然就会做得多一些。

学员10：我想先分享一下今天的练习感受。做完伸展练习后很舒服，觉察呼吸感受练习让我的心里很平静。当老师说到允许，我觉得心里特别轻松，好像卸掉了负担。平时练习时，我也知道要允许这些念头存在，允许不愉快的情绪存在，但好像只是知道，没做到过，这次我感觉自己做到了。上一周做内感暴露练习，我的感觉不明显，原地跑步、快速换气带给我的感受都不明显，所以我没坚持做，偶尔做了两次。

还有一些困惑，我最初的目标是改善睡眠，然后我听了同学们的睡眠得到了改善，但我的改善不明显。后来我发现，我太期待改善睡眠了，太期待这个课程带给我改变了。我一直在和睡眠做斗争，尤其老师说晚上要是睡不着，就做身体扫描，我的理解是用身体扫描转移注意，不要老想着睡觉这件事，而我却把身体扫描当成睡眠工具了。

老师：这样肯定会起反作用。

学员10：是的，认识到这一点后，我的睡眠有了一些改善，但这周不是太好，可能是因为我有个好朋友生病了，让我很担心。我感觉还是要坚持练习，投入地去做就会有效果，这就是我的体会。

老师：你讲得非常好！想要改善睡眠，没有问题，问题是该怎样做。我们通常的一些做法，比如使劲放松、尝试不同的方法，包括正念练习，期望这样做能让自己睡着，但结果通常是让自己更紧张、更清醒。

实际上，有助于睡眠的方法是允许和接纳当下睡不着的状态，允许和接纳当下身体有些不舒服的状态，一次一次地、投入地觉察感受，而不是努力睡着。在 MIED 课程中，我带领大家练习允许和接纳自己睡不着的状态，提高自己对当下不舒服的状态、睡不着的状态的容纳力，而不是通过转移注意让自己睡着。我们越是能接纳当下的身心状态，哪怕是难受的、睡不着的状态，就越能放松，越有助于睡眠。努力地做身体扫描，努力地做正念练习，期待自己能睡着，这样做本身就意味着不接纳当下的状态，实际上会令我们更加紧张，更难入睡。另外，睡不着的时候正是练习正念的好机会，白天事情多，正好借此机会多练习。练习有助于我们提高容纳自己睡不着、容纳当下不舒服状态的能力，身心放松了，自然就睡着了。

学员 11：伸展活动和身体扫描带给我的感受是我对自己身体部位的感受更细致了。具体来说，比较有感觉的是三个扭转姿势，对颈部、腰部还有膝盖这三个地方的体会。之前每天走来走去，没有关注过这些身体部位。而且我发现这三个地方旋转的角度、难度，还有伸展的广度是不一样的，感受也是不一样的。

上一阶段的学习，前三周我感觉时间过得很快，从上一周开始，我的练习积极性有些下降，有一点烦躁，就像今天刚开始练习时一样，只做正念行走，然后做觉察呼吸感受的练习，就会感觉有点烦躁，跟我上周做练习的感受类似。

老师：是的，身体扫描和伸展活动会让我们对自己的身体有更多、更敏锐的体察。你提到的懈怠和烦躁，在练习中是常见的现象，尤其是从第三周开始，对正念练习的新鲜劲儿过去了。这个时候正是我们跟这种烦躁、懈怠的不舒服感受相处的好机会。就让它们存在，让它们多来一些，然后我们接着练习，它们对我们的影响就会减少。这样我们就改变了它们一出现，我们就得放弃练习去消除它们这样的一个关系，而变得能融洽地与它们相处，它们也不会对我们有多大的影响。

在学员分享和反馈结束后，老师做小结，结合 MIED 的四个策略，强调收获的来源，鼓励学员使用这四个策略，继续坚持做课程安排的练习，完成学习任务。

老师：刚刚听了学员们的分享，我们能够体会到在过去的几周里，在情绪困扰上、睡眠上、挑战性任务上等，大家或多或少都有些进步，这非常好！在大家的分享中，我能够看到各位学员在 MIED 课程的四个策略上的进步，也就是能更多地投入当下的生活，更愿意面对和容纳不舒服的感受，过度的情绪性行为减少了，能把想法只当作想法，可以从不同角度看待问题。下一个阶段最重要的任务依然是坚持每天做正式的正念练习，最好把 15 分钟的练习作为每天的第一件事情来做，然后尽量在生活中，运用正念练习和课上学到的知识、方法，继续在这四个策略上获得实质性进步，我相信大家在课程结束的时候会有更多的收获。

情绪性行为

这次课程除了中期小结之外，还会专门介绍过度的情绪性行为，包括回避行为和情绪驱动行为，这些行为是维持或加重情绪困扰的心理病理因素之一。通常，这些行为的目的是控制、减少或消除痛苦的情绪感受。采用这些行为短期内可以避免或缓解不舒服的情绪感受，长期这样做会使我们越来越恐惧和回避那些带来痛苦感受的身心现象或情境，从而需要采用越来越多的行动来回避和缓解这些感受，极大地影响正常生活，甚至造成情绪障碍。因此，识别并主动减少这些过度的情绪性行为是缓解情绪困扰的核心策略之一。本次课程将介绍这两类行为，举例说明，帮助学员识别自己是否有类似的过度行为。在识别行为的基础上，进一步指导学员循序渐进地减少这些过度的行为，主动体验由此带来的情绪感受，尤其是体验不舒服的感受自己会来也会走，最终放弃使用过度的情绪性行为。

老师：下面我要介绍过度的情绪性行为，主要是指回避行为和情绪驱动行为。通常，面对困难的情境和不舒服的身心感受，人们会有一些习惯性的行为反应，包括回避行为，比如回避可能有蛇出没的场地，以及情绪驱动行为，比如感觉脏了就清洗。这些行为是正常的、必要的，有利于我们的生命安全或身心健康，或者能帮助我们把事情做好。然而，如果出现过度的情绪性行为，也就是说，这些行为的使用频率在同等情况下明显超过其他人时，就需要特别关注了，因为这些过度的情绪性行为往往是情绪困扰得以维持的因素。比如，因为感到焦虑或恐惧而不坐电梯、汽车，回避跟人交往、当众发言；因为担心门把手脏而不去触碰，这些都是回避行为。又如，触碰了门把手后必须反复清洗，或者出门之前反复检查家里的自来水、煤气、门窗等是否关好，清洗或检查的时间远远超过周围其他人，这些是过度的情绪驱动行为。

过度的情绪性行为有一个共同的特点，就是短期内可以令我们暂时体会不到强烈的情绪感受，或者能缓解不舒服的情绪感受。但是，长期来讲，这些过度的行为会维持甚至加重情绪困扰。短期内，这些行为缓解了不舒服的情绪感受，我们一旦觉得不舒服、状态不理想，就回避或者反复清洗，越来越频繁地使用这些行为。

如果我们越来越多地把精力投入到管控这些感受和状态上，就会发现，实际上这些情绪感受等身心现象我们管不了、消除不了，越管控就会感到越挫败和失控，结果恐惧、焦虑和抑郁情绪就会越强烈，不舒服的情绪感受出现得越多，投入管控它们的时间、精力也会越来越多，对生活的不良影响越来越多，从而陷入恶性循环。于是，这些痛苦感受对我们的困扰越来越大，甚至严重到被诊断为焦虑、抑郁障碍。

缓解情绪困扰的四个策略，包括把注意投入当下的生活，面对、允许和接纳不舒服的感受，减少过度的情绪性行为，把想法只当作想法。我们最终会发现，这些身心现象会来也会走，慢慢地它们对我们的影响和困扰自然会减少。

　　尤其是随着我们越来越多地投入当下的生活，投入地做有一定难度的事情，我们会发现自己有能力做到能把事情做好。这些感受和情绪虽然还在，但不影响我们把事情做好，所以即便它们在也没有问题。

　　那么，如何减少过度的情绪性行为呢？首先要识别自己是否有过度的情绪性行为，比如回避特定情境的行为，拖延行为，反复检查、清洗的行为，以及快要惊恐发作的时候马上躺下来、马上深呼吸，等等。把自己的这些行为识别出来，然后循序渐进地减少使用这些行为。大家可以看一下课后资料，资料里列出了具体的行为列表。如果你有类似的行为或倾向，请标记出来，并逐步减少使用它们。那么，要多做什么呢？就是要多投入生活。可以考虑类似情况下，一般人会怎么做，或者自己之前状态理想的情况下会怎么做，然后就那样做，多做投入生活的行为。

　　另外也请大家注意，正念练习不是为了转移注意，可能有些学员在这方面有误解。正念能让我们更加清楚地觉察当下，允许和接纳痛苦感受，帮助我们更好地应对事情，而不是通过分心来降低情绪感受的强度，或回避自己不想要的痛苦感受。虽然我们在觉察当下、允许和接纳当下的时候，注意会离开情绪感受，离开自己的思维，情绪会平复下来，但是正念并非通过分心来控制和缓解情绪感受，而是通过允许和接纳，让我们感受到情绪感受自己会来也会走，让我们看清楚想法只是想法，从而彻底地把我们从"情绪-调控-更强的情绪-更多的调控"这个恶性循环中解放出来。这一点，请大家注意。

介绍完情绪性行为后，布置课后练习，安排学员设计和完成自己的第二项挑战性任务。最后依然以三步呼吸空间练习结束课程。

第五课课后资料

想法只是想法

MIED 第六课

　　MIED 第六课的主题是"想法只是想法"，这是 MIED 缓解情绪困扰的第四个策略。之所以强调这一点，是因为受到焦虑、抑郁情绪困扰的个体往往视内心的灾难化想法和高估负性事件发生可能性的想法为事实。将想法视为想法、视为内心的主观现象、视为对事物的一种可能的解释，有助于我们从其他不同的视角对事物进行再次评估，把自己从这些思维陷阱中解放出来，更灵活地看待事物、解决问题。对"想法只是想法"的训练从 MIED 第一课的正念练习就开始了，尤其是后面的觉察呼吸感受及正念行走练习，不断地引导学员识别想法，把想法只当作想法。规律的正念练习为提高学员的认知灵活性奠定了很好的基础。本节课的内容包括，识别两类典型的思维陷阱，即灾难化的想法和高估负性事件发生可能性的想法；

进一步明确想法只是想法，未必是事实，一个想法只代表一种可能性，还存在其他可能性。

课程安排

1. 立式伸展练习。（15 分钟）

2. 觉察呼吸感受和慈心禅练习。（20 分钟）

3. 正念沟通。（15 分钟）

4. 课堂讨论：分享与答疑。（75 分钟）

5. 正念日（选做）。（5 分钟）

6. 发放资料，解释常见的两类思维陷阱。（15 分钟）

7. 三步呼吸空间练习，结束课程。（5 分钟）

正念练习

老师对学员表示欢迎后，直接带领学员进入正念练习。本节课要做的正念练习包括立式伸展、觉察呼吸感受、慈心禅，以及正念沟通。这些练习在之前的课程中已经做过了，老师可以采用简略的指导语，提醒或强调重点。随着课程的进展，老师鼓励学员在日常练习中尝试自己练习，不用跟随指导语。

各位学员好，欢迎大家参加 MIED 第六次课程。我们依然从正念练习开始，首先做立式伸展练习。

这些动作我们之前都做过，这也是正念练习的一个特点。大家会发现，正念练习其实很简单，正式的练习方法主要就是这几种。我们需要做的是每天耐心地做同样的练习，正如健身一样，正念练习就是在"健心"。在这个过程中，正念的能力就像小树苗一样，自己会长大。所以，我们每天持续按照要点去做就行。

今天的练习，我会减少指导语，也鼓励大家在日常练习中，按照要点自己练习，尝试不听引导语，这样我们就能在方便的时候练习了。

好，现在先来体会一下自己当下的身体感受。

当你准备好了，慢慢抬起双手，手指指向天花板，体会这个动作带来的身体感受。

现在，左手抓住右手腕，身体往左倾斜，体会这个动作带来的感受。

好，慢慢让身体恢复直立，打开双手。

右手抓住左手腕，慢慢向右倾斜身体，体会这个动作带来的感受，尤其是不舒服的感受。

然后慢慢恢复直立，把手放下。

现在保持身体向前直立，慢慢向左转动头部，体会这个动作带来的脖子的感受。

在下一次呼气时慢慢把头转回来，面对正前方。

慢慢往右转动头部。

然后慢慢回到正前方。

好，这一次保持腿部、膝盖向前，以腰为轴，慢慢向左转动身体，头同时向左转，体会身体的感受，尤其是不舒服的感受。

好，慢慢把身体转回正前方。

然后，慢慢往右转。

在下一次呼气时慢慢回到正前方。

好，下面我们的腿也参与进来，整个身体慢慢往左后方转。下一次呼气慢慢转到正前方。

再慢慢往右后方转。然后回到正前方。

不管自己当下的心情怎样，此时此刻我们要做的就是投入当下的动作，体会当下的身心现象，允许当下任何身心感受的存在，尤其是不舒服的感受。

好，下面我们来拉伸前胸和后背的肌肉。

双手往前推，低头，弓起背部，拉伸背部的肌肉。

然后，双手慢慢往后划，抬头挺胸，拉伸胸部的肌肉。

再一次把手往前推，弓起背部。然后双手再一次慢慢往后划。

好，慢慢恢复直立。

微微下蹲，举起双手，放在身前斜上方。让手在头顶画圈。体会这个动作带来的感受。

换一个方向画圈。

好，慢慢地停下来，慢慢把手放下。

下面活动一下自己的肩膀，肩膀向后、向上、向前、向下。

好，再换一个方向。

慢慢静止下来，然后回到自己的座位上。

伸展活动完成后直接进入觉察呼吸感受和慈心禅练习，以及正念沟通，指导语和安排基本与上节课一样，在此不赘述。

分享与答疑

本次课程的分享与答疑的内容，依然是过去一周在正念练习、挑战性任务等方面的体验、发现和问题。在反馈和答疑中，老师强调 MIED 的四个策略，尤其是关于想法只是想法的主题。

客观上，想法只是想法。人们在没有意识到这一点的时候，往往会陷入想法中。如果陷入夸大负性事件出现可能性的想法和灾难化想法中，就会出现更多的焦虑和抑郁的感受，是情绪困扰得以维持的重要心理病理因素之一。MIED 课程缓解情绪困扰的重要策略之一就是在正式的、融入生活的正念练习中，在情绪日志和认知重评中，练习把想法只当作想法。当然，识别想法、把想法只当作想法，并非易事，因此在前五次课程的正念练习和情绪日志的基础上，本节课专门强调这一点，帮助学员有意识地识别自己的想法，把想法当作想法。

老师可就本次课程的主题讲解如下：

老师：本次课的主题是想法只是想法。这个概念大家已经比较熟悉了，因为我们在前面的课程中，在不同的正念练习中都会强调把想法只当作想法。在认知重评任务中，大家也会发现，我们的想法往往只代表着一种可能性，未必是事实。这些练习和任务有助于提高认知灵活性，在遇到事情的时候帮助大家意识到自己的想法只是想法，只代表了一种可能性，还有其他的可能性。意识到这一点，情绪困扰也会随之缓解。固执地认为自己的想法代表着事实，持有灾难化的想法或夸大负性事件出现可能性的想法等思维陷阱，是维持和加重情绪困扰的心理病理因素之一。随着认知灵活性的提高，我们能更快地识别自己的想法，尤其是思维陷阱，考虑事件的其他可能性，让自己更理性地看待和应对问题，减少情绪困扰。好，下面欢迎各位学员分享自己的体验、发现和问题。

以下内容选自往期学员在课上的体验分享与答疑。

学员 1：老师，上周我做了一件对我来说最有挑战性的任务，就是在组内做一次工作报告。之前我一想到报告就会不由自主的紧张，与别人交流也是，所以之前对待工作报告，我的态度是能不做就不做。上周必须要做组内报告，我就把它当作挑战性任务了。之前我做了很多准备，在准备的过程中感到焦虑、紧张。实际在做的时候，基本上就是按流程走，虽然还是有些紧张，但也算是比较顺利地完成了这个任务，我感到很开心。

老师：非常棒！这是一件值得庆祝的事。你有没有奖励自己？

学员 1：这个倒没有，我觉得能做到这件事就已经很开心了。

老师：首先要祝贺你完成了挑战性任务，这是一个重要的进步！带着焦虑去做挑战性任务，你发现焦虑对自己做事情没有什么太大的影响，焦虑感会来也会走，这个切身的经验非常重要。想一想，如果我们屈服于焦虑，因为紧张和害怕，因为担心自己在讲的过程中会出现焦虑、紧张，就回避报告，回避与别人交流，那么焦虑和紧张对我们的困扰就会越来越大。这就是 MIED 课程一直在强调的，允许不舒服的身心感受存在，把注意投入到当下的生活中。这是非常好的一步！

学员 2：老师，我说一下我的挑战性任务。我有一次跑步跑了 10 公里。我以前喜欢跑步，最近不怎么跑了。我就想着这次跑远一点试一下，然后就跑了 10 公里，感觉特别好。回来给自己做了两个菜，好好奖励一下自己。

老师：你很厉害，祝贺你！

学员 2：我再说说上周的身体扫描练习。有一天早上醒来，手机没电了，我就在没有指导语的情况下一步步地做身体扫描，我感觉每一个部位都很清晰，一个部位接着一个部位，感觉很好。但是我有个疑惑，扫到某个部位，这个部位的肌肉好像有一股力量，会颤抖一下，有时候真的抖了一下，肌肉动了，这正常吗？

老师：没问题，不管什么状态和感受都可以，不用去在意这些。不管出现什么身心现象，不管出现什么感受，一样的感受或不一样的感受，有感受或没感受都可以。重点是觉察、允许。而且，对于内心浮现的疑惑或担心，也能觉察到，"我心里有点疑惑，有点担心"，然后继续练习就好。这些疑惑或担心都是想法或感受，都是内心的主观现象，把它们当作身心现象来对待就可以了。学习允许和接纳当下的身体感受和当下的内心活动。

学员 3：我来说说上周的内感暴露练习，转圈是最难的。我这周一直在做这个，后面几天好一些。刚开始做时，我差点摔倒，后来就不会了，痛苦少了很多，感觉很好。

老师：我觉得你做得非常棒！能够主动地去体会，而且坚持地做，最后能体会到痛苦感明显下降，这样你对它的恐惧、回避自然会降低很多。很好！在此提醒一下，做类似练习的时候一定要保护好自己，安全是前提，要采取措施确保安全，不要摔倒了。比如，我们可以坐在转椅上来做，这样更安全些。另外，还要注意的是，转得太快了可能会恶心，所以可以慢慢地转，让自己习惯晕的感觉就好。

学员 3：好的。另外我想说，我这几年一直比较封闭，不太爱跟人交往。上周，我挑战了比较简单的任务，我在朋友圈发了个视频，然后好多朋友都会跟我沟通、点赞，我觉得这是很开心的一件事！

老师：好啊，祝贺！有没有奖励自己？

学员 3：那倒没有，我觉得朋友点赞已经是对我很好的奖励了，跨出这一步对我来说变得简单了。

老师：对，最重要的就是行动起来，跨出这一步。我们有时候担心这个、担心那个，受制于自己的想法，就不去做。你还记得上次我发给大家的那些过度的回避行为和情绪驱动行为列表吧。这些过度的回避行为，封闭自己的行为，虽然短期内不会让我们更紧张，或者让我们紧张少一些，但正是这些行为，使我们对所回避的事物或者场景感到恐惧，会困住我们、限制我们。迈出第一步，逐步减少回避行为，我们就会体会到这些感受可以存在，并不影响我们，它们会来也会走。

学员4：老师，我的腿受伤很严重，做了康复。做康复的过程我感觉特别不舒服，我的心跳非常快，因为特别痛。最难受的是我不知道什么时候会结束，我觉得时间太久了，但是也勉强做完了，达到了自己的目标。但是我很困惑，可能因为平常我对自己比较苛刻，不知道怎样算是照顾自己。在做康复的时候，有一个动作很痛，我需要维持这个动作，还要发力。我是不是应该让自己休息一会儿，还是要坚持做？

老师：首先，你能坚持下来，达到你定的目标，这一点非常棒！关于你的问题，我想了解一下，医生怎么说，医生是建议你继续坚持做动作，还是疼了就休息一下？

学员4：医生一般会综合考虑，他会说看你的感觉，但是我不知道我的感觉是怎样的，我不知道界限到底在哪里。

老师：如果医生认为这个动作你可以做，也就是说做这个动作不会给你带来新的伤害，说明这个动作是安全的。只是这个动作让你感觉非常疼，是这个意思吗？

学员4：是的。

老师：如果从医生的专业判断上来讲，这个动作不会对你造成身体上的伤害，其实对你来说算是一种康复的练习，是理疗对吗？

学员4：是的。

老师：在这种情况下，因为太疼了，从情感上来讲你觉得很难接受，你想要躲避，这是正常的。一般来讲，在治疗的情况下，如果医生让你坚持，那就说明做这个动作本身是安全的，可以尽量坚持，这样有助于康复。而且我们可能有机会体会到，疼痛可以存在，你对疼痛的恐惧会慢慢减少。当然，如果你感觉有些撑不下去了，不妨让自己休息一下，估计一般人在这个时候都会让自己休息一下，所以医生说综合考虑，等你休息好了再做。

学员 5：老师，我想讲一讲关于回避行为的问题。我在看课后资料时震惊了，单子上列的行为很多我都有。在家洗碗，我会冲洗很久，确保没有任何细菌留在上面。做完早饭，关了火，过一会儿躺在沙发上，突然觉得我好像没关火，就要去看一下。上一周，我主要在两个行为上挑战了自己，一个是洗碗，我有意地克制，洗完碗之后，我在心里想我不会中毒，就冲一下，不再反复洗了，虽然我的内心很纠结。另一个挑战性任务是，学校有一些录播的课程，我积攒了一个多月的课没有看。上个星期，我把这些课都看完了。而且，上一周，新的课一播出，我就马上去看。我完成了这些挑战性任务，奖励自己很多甜点，很开心。

老师：祝贺！上周你能减少洗碗的步骤和时间非常好，这是一个很棒的进步！首先，看到自己存在这么多过度的情绪性行为，这是第一步。意识到这一点后，就可以按照课程的安排主动地、逐步地减少，一步步来，不用着急，但是朝减少的方向走，逐步减少洗碗的时间，减少检查的时间，减少确认自己安全的行为。在这个过程中，一些不舒服的感受肯定会出现，就像你的纠结，让这些想法和感受存在，把注意一次次地放在当下的事情上。不要因为纠结再去检查、去清洗。逐步地做，这些感受对你的影响、制约，对你的困扰就会越来越少。

你们发现了吗，这门课就是要带着大家逐渐体会自己所恐惧的、回避的、不舒服的身心现象或事物，带着这些不舒服的感受，投入当下的生活。而不因为自己的过度担忧，不因为自己不舒服的感受，把时间和精力投入到回避、管控、消除痛苦感受上，这样我们就能把自己解放出来，缓解情绪困扰。

学员5：明白了。还有一个问题，每次静坐的时候，我觉得整个胸口以上的位置特别不舒服，觉得很累，而且心慌。做到整个练习的三分之二时，我就会有这样的感受，然后我就会换一个姿势，比如趴着或者躺着，这样可以吗？但是我觉得要是让我坚持继续做，我也能做到。

老师：没问题，可以调整姿势，只是在调整姿势之前，先去体验一下这个状态，尽量跟这个状态多待一段时间。也许到一定的时间就会觉得自己带着这个状态继续练习其实也可以，甚至过一段时间后会发现这个状态它自己会走。如果觉得实在忍受不了，在体会一下之后，带着觉察换个姿势也是可以的。

学员6：上一周我感觉自己好像有点懈怠，没有一开始练习时那么积极了。有时候为了打卡，每天必须完成这个任务，会给自己一些压力。总体上，我觉得正念对我的影响很大，现在我能够把正念应用在生活中。情绪、睡眠也有了一些改善。

　　刚开始练习的时候，我不知道是正念的影响，还是我自己的一种心理暗示，练习积极性比较高，做事情也比较积极。我原来定了一个目标，希望自己能更专注一些。因为我之前看书时，总是时不时看看手机，或者干点别的事。通过正念练习，我感觉我现在看书时比较专注，能长时间看书不做别的事，这是我体会比较明显的，也是收获比较大的方面。

　　再有，课后记录情绪日志对我帮助也很大。原来生活中发生不愉悦的事情，我不太关注自己的体会和感受。记录情绪日志让我逐渐清晰地意识到自己的感受和想法。

　　我给自己设置的挑战性任务是正念静坐一个小时。我在做静坐练习时，15 分钟还好，要是时间长一点，比如 30 分钟，就坐不住了。我在做的过程中体会很多，一开始练习时还好，后来逐渐感觉脖子不舒服，背也不舒服，然后坐直了又做了半个多小时，腿特别麻，感觉腿都不能动了。我觉得是个挑战，就坚持了一下，而且按照老师平时说的，允许这些感受，把"感觉受不了"当想法。结果到大概 40 分钟的时候，我好像适应了，肩和背的不舒服感慢慢没有了，腿一开始很麻，后来稍微动了一下，慢慢的也不麻了。我觉得这个体会挺神奇的，到 50 多分钟时，身体已经没有不舒服感了。到一小时结束时，我很有成就感，感觉自己克服了不耐烦的感觉。

　　老师：太棒了！我鼓励其他学员向你学习。对你而言，这是一个非常大的收获。有这样一次体会，你就能亲身感觉到，练习过程中不舒服的感受、不耐烦的感受，不会再影响你、驱动你，它们自己会来也会走。它们对你的困扰当时就会减少很多，而且为缓解情绪困扰奠定了一个非常好的基础，这个体会非常重要！

学员 6：对，体会确实挺深的。经过练习，我感觉我能够完成时间比较长的练习，可以克服不耐烦的感受。

老师：不耐烦的感觉自己会来也会走，我们就按照自己的计划接着练习就行，不要因为不耐烦就停下来。你取得了很大的进步，祝贺你！有没有奖励自己？

学员 6：我奖励了自己一个冰激凌。我还有一个问题。课程刚开始时练习很积极，现在感觉有些懈怠了，我怕课程结束后，没有人要求我打卡了，自己就坚持不住了。

老师：是的，你提到的是一个常见的现象。懈怠很常见，也是正常的，或许我们应该想一想，可以采取什么方法来帮助自己坚持下去。我的建议是，第一，把正念练习作为维护健康的一个要素，每天都做，尤其是把练习时间固定在早上，作为每天的第一件事情完成，就像锻炼身体一样，让自己养成练习的习惯，习惯成自然，就不难了。每天不用练太长时间，一刻钟就可以，静坐也好、身体扫描也好，每天都做。第二，如果在课堂上你能认识一些朋友，组成一个小组，相互提醒、相互督促也可能是个办法。

学员 6：好的，希望我能坚持下去。

老师：最难的是坚持，通常养成一个习惯需要 21 天，坚持练习 21 天，不要间断，后面就会容易些，万事开头难。

学员 6：正念比较强调觉察和接纳，有些情绪来了不用去关注。

我有的时候会想，假如遇到困难或者遇到什么事情，情绪虽然调整好了，但是困难仍然存在，你要是不理会它，它也不会走，这种感觉会不会比较消极。

老师：这是一个好问题，我们强调的是带着情绪做事。正念不是用来调整情绪的，而是让我们容纳情绪感受，情绪感受在也好、不在也好，都可以，关键是解决问题。就像静坐，我们决定静坐一个小时，就静坐一个小时，这个过程中出现不舒服的情绪感受，不耐烦了，我们也把这个事做了。面对生活中的问题也是一样的。生活中遇到困难，我们肯定会着急，这个时候不是要通过练习正念减少着急，而是带着着急的感觉做事，把这个事解决了。

学员7：上周我做了一件有挑战性的事情，之前有一件事情非常困扰我，迟迟做不了决定。因为做或者不做，利弊都很明显，如果接受它我会很不开心，拒绝它也会有一些麻烦，而且我不是一个擅长拒绝的人。上周我仔细想了想，我发现我做不到这件事，就鼓起勇气拒绝了。拒绝时，我觉得非常紧张，很难受，但是后来我觉得很开心，我真的跨出了这一步。

老师：祝贺你！能做出改变，拒绝别人是一个很大的进步。有没有奖励自己？

学员7：我吃了一碗螺蛳粉，是我一直想吃的，那天特别开心，就给自己做了螺蛳粉，然后我觉得更开心了。

老师：祝贺，相信大家都会为你的进步感到高兴！

学员8：老师，我之前在睡觉前做身体扫描的时候，总会睡着，有时候会一觉睡到天亮，错过打卡，然后就会很自责。每次睡着都觉得是自己没做好，上周我把练习时间调到了下午，感觉好些。还有，我之前比现在胖很多，对体重很焦虑，一有人看我，我就会想他是不是觉得我不好看或是怎么样。现在这段时间我觉得好了很多，不管怎样，我都可以好好地生活。经过这段时间的练习，我能接受自己的体重和外貌，不管怎样都好。上周的挑战性事件是和我男朋友说我的真实体重。我没有跟任何人说过，告诉他以后，他说他没有概念，因为我比他矮很多，然后他说"这不是挺轻的吗"。我一下松了一口气，然后奖励自己吃白米饭，我好久不吃白米饭了，只吃杂粮，所以好好地享受了一顿白米饭。

老师：能够告诉别人自己一直隐瞒的体重，是一个明显的进步！这会帮助你不再过于纠结此事。关于在练习中睡觉的现象，这是常见的，练习的时候如果困，不用强撑着，就让自己睡，等休息好了再练。当然，尽量选择清醒的时间练习，比如早上或者下午。

学员8：我还有个问题，忍耐和接纳有什么区别？

老师：在我看来，忍耐是一种应对方式，意思是把痛苦的感觉或某种情绪抑制住不表现出来，比如忍着疼、忍着痛苦、忍着泪水。对于正念来讲，正念强调的是觉察和允许，如果想流泪，允许泪水自然地流淌，把这些感受视为当下理所当然的存在，而不是压抑情绪感受，伤心并不是错误的、有问题的。面对压力事件时运用正念的方法，允许自己体会压力、紧张、焦虑，允许不舒服感受的存在，视其为理所当然，去观察现在发生了什么，自己是怎么看待这件事情的，然后选择合适的方式去回应。忍也可以是其中一种回应方式，如果当时的情境不允许你表露情绪，很生气但不得不忍，这时候选择忍耐也没问题，离开这个情境后，可以让自己的情绪充分表露出来，比如和朋友说说。

当然，如果觉得自己的情绪感受不正常、不应该出现，从而使劲忍着，抑制情绪的表达，就会出问题，可能会出现过度的情绪性行为。所以关键是从态度上允许情绪感受存在，不视其为问题。忍着只是为了不妨碍自己做事，事后还是要找人沟通、倾诉，解决问题。

学员9：刚刚做小组分享的时候，我们两个人都觉得作业完成得不是很好，但是我们都比较接纳自己的现状。

老师：嗯，这个态度是不对的，这涉及接纳的范围。我们要接纳的是自己当下的身心感受、状况、想法，接纳的范围不超出身心感受，我们要把精力、时间投入到生活中，把事情做好。所以就作业而言，也要努力做好，而不是做不好也行、也接纳，这是不对的。练习到了这个阶段，出现懈怠的现象是常见的，我们要学会分辨，把接纳的范围限定在自己的身心感受上。

学员10：老师，我最大的问题是，参加考试时会出现一些令人烦躁的想法，这时我就会特别紧张，特别想消除这些想法，结果消除不了，整场考试让我感到特别糟糕。我现在领悟到，要习惯这种烦躁，当烦躁再次来临的时候，我对它的接纳程度就会增强，然后我的情绪就不会那么强烈，会比较平静地完成我的任务。

老师：在态度上你愿意接纳烦躁的感觉，这是一个进步。但是，你想消除这些想法的努力也会对你造成困扰。另外，就你刚才所讲的，其中存在一定的风险，也就是你期望自己能够平静地做事。这个期望意味着你对自己的烦躁状态，对于带着烦躁做事的状态，心里不接纳，你想让自己的内心平静下来。

学员 10：对，希望自己能够平静地做事，希望自己没有那些让人讨厌的想法。

老师：你越是不想要这种烦躁的状态、不想要这些讨厌的想法，它们对你的困扰和影响就越大。正如我之前介绍过的，客观上没有人可以掌控它们，烦躁的状态也好，讨厌的想法也好，没有人可以消除它们。我们为了掌控和消除它们所付出的努力和行动，都是无用的，是起反作用的。然而，你越能允许它们存在，烦躁的状态也好，头脑里的想法也好，虽然让人不舒服，越会发现它们自己会来也会走，它们的存在并不影响你答题。脑子里那些讨厌的想法、烦躁的想法、不好的想法，其实每个人都有。我们要学习的正是知道它们只是想法而已，知道它们是会来也会走的身心现象，我们要做的就是投入当下，做自己手上正在做的事，让这些想法和感受存在，把注意放在考试上就可以了。

学员 11：老师，我的问题是有了想法后，反复在心里整理它。反复思考一件事，我会觉得舒服一点。按照您刚刚说的，不要去管它们，减少这种反复思考的频率，是这样吗？

老师：是的，反复思考、反复整理，短期会让自己舒服一点。但是长期来讲，我们对于不想要的想法、不想要的感受的容纳力就会降低，它们对我们的困扰会越来越大。一旦有了一个想法，我们就会去整理，就会反复思考，不这样做就会觉得痛苦，慢慢地你会发现自己反复思考的时间越来越多，对吧？所以，不管那些想法是否出现，不管反复思考的频率有没有减少，就把它们当作想法，当作内心的主观现象，把注意放在当下的事情上。它们在也好、不在也好，想它们也好、不想它们也好，它们出现频率高也好、低也好，允许它们存在，然后继续做当下的事，把注意放在我们的生活上，这些感受和想法会来也会走。

正念日

MBSR 课程会安排正念日，即在课程的第 6 周至第 7 周，选择周末的某一天，用 7 个小时左右的时间，组织学员一起进行长时间静默的正念练习。练习内容包括身体扫描、觉察呼吸感受、伸展活动、正念行走、正念进食等。正念日的最后 1 个小时，请学员分享自己的体会、发现和问题。

在 MIED 的课程中，正念日是选做的内容。原因主要是不少以正念为基础的干预没有安排正念日，依然表现出稳定的效果。我们以往实施的 MIED 课程，尤其是网络课程，很少采用正念日的设置，学员的收获并未受到太多的影响。因此这个部分作为选做内容。对这个部分的介绍如下，供课程指导老师自主选择。

各位学员，我们计划在本周六来做正念日。这一天，从上午的9点开始到下午4点结束，我们会花7个小时的时间集中做之前学过的正念练习，包括身体扫描、觉察呼吸感受、正念行走和正念进食等。大家对这些练习已经很熟悉了，在这一天中，我会提供简洁的指导语。

正念日的练习有一个很重要的特点，就是止语，即当天进入正式练习后，除了最后的体验分享阶段，我们要保持静默，就是不讲话、不看手机等。这样做的目的是让自己更多地投入练习中，觉察当下，允许当下的身心感受、状态、想法。这么长时间不讲话，不少学员一开始会觉得无法想象。不过，从我们以往的经验来讲，一天不讲话也不难，而且结束的时候，不少学员会有很多体会，有不少新的发现，有很多收获。

所以，在练习开始的时候，大家需要关闭手机。为了确保正念日顺利进行，请大家提前做好准备，向家人、朋友提前打好招呼，留下助教的联系方式，如果遇到紧急情况，可以通过助教联系到你。

希望大家尽量参与进来，保证自己有这么一天的时间。我们的生活中其实很难找到这样的时间，静静地跟自己的身心相处。所以这绝对不是约束大家，其实这是一次难得的与自己相处的机会。

MIED 第六课结束前，发放课后资料，结合资料强调把想法只当作想法，介绍两类常见的思维陷阱。最后，以三步呼吸空间练习结束课程。

第六课课后资料

逐步面对困难情境

MIED 第七课

　　本节课将引导学员结合自己列出的痛苦回避情境列表，设定挑战性任务，朝着面对最困难的情境前进。在 MIED 课程中，缓解情绪困扰的首要策略是把时间和精力更多地投入日常生活中，包括面对让自己感到痛苦、回避的困难情境。在前面的课程中，痛苦容纳力、认知灵活性、减少过度的情绪性行为等方面有了一定的进步，这些准备工作为学员面对生活中令自己感到痛苦、回避的困难情境打下了良好基础。MIED 课程鼓励学员采用已经学到的策略和方法帮助自己面对困难情境，更好地完成任务或解决问题。当然，此时不一定所有学员都能做到面对最困难的情境，这很正常。学员可以把相对容易的情境当作自己的阶段性目标，即便课程结束了，也可以继续朝着这个方向努力。

课程安排

1. 觉察呼吸感受和慈心禅练习。（20 分钟）

2. 立式伸展练习。（15 分钟）

3. 正念沟通。（15 分钟）。

4. 课堂练习：分享与答疑。（90 分钟）

5. 发放材料。（5 分钟）

6. 三步呼吸空间练习，结束课程。（5 分钟）

静默的正念练习

本次课程的正念练习，除了必要的提示语以外，主要采用静默的方式进行，鼓励学员按照要点自己练习。

各位好，欢迎大家参加 MIED 第七课，也是我们的倒数第二次课程了。时间过得非常快，下一周我们的课程就要结束了。

我们依然从练习开始。首先要做的是觉察呼吸感受和慈心禅练习，这次的练习我们做 20 分钟，其中觉察呼吸感受练习 15 分钟，慈心禅练习 5 分钟。觉察呼吸感受练习我不再说指导语，大家按照练习的要点进行就好，我鼓励大家在日常生活中也采用这种方式练习。

好，现在开始，时间快到了的时候，我会提醒大家。

（15 分钟后）

现在，大家跟着我来做慈心禅练习，把美好的祝愿送给亲人、朋友、自己、不熟悉的人、有点儿过节的人、全班以及所有的人，跟着我默念即可。（具体指导语不再重复）

我们现在可以慢慢睁开眼睛，练习就做到这里。

立式伸展练习

下面来做立式的正念伸展活动，动作我们之前都练过。找一个能活动开的地方，跟随我的节奏来做。

第一个动作，拉伸身体。

第二个动作，分别转动头部……腰部……腿部，通过这种方式来拉伸身体。

好，接下来拉伸前胸和后背的肌肉。

让自己的双手在头顶画圈。放下双手。

活动肩膀。

快速扫描一下自己的身体，从头到脚。头，脖子，双肩，左手，右手，躯干，左腿，右腿，然后把整个身体作为一个整体来感受。

好，现在回到座位上。

分享与答疑

与之前的课程一样，在两人一组的正念沟通练习之后，请学员在大组分享自己的体验、发现和问题，老师做反馈和答疑。

　　学员 1：这周的挑战性任务对我而言压力比较大。我最恐惧的事情是当众讲话，上一周我加入了一个演讲训练营，这个训练营的任务非常多，每天至少要投入两个小时。而且，即使没有任务的时候，我心里也会想着它，占据了我所有的精力，让我非常焦虑。我开始学着去感受这种焦虑，我发现自己能更快地恢复过来。有一次做线上演讲，我的表现真的不是很好，有种受挫感。当时我的状态很低迷，就去感受这种状态，我告诉自己：这种感觉对我来说已经很熟悉了，我有这种感觉也是很正常的，接受它，会过去的。以前我可能需要几天时间来恢复，这次我第二天就恢复了，不再去想它。以前工作压力大的时候，我会陷在焦虑里，不知道怎么做，现在我知道去觉察它，然后就让它存在，投入当下的事情，就是完成任务，我发现自己没有那么焦虑了。另外，每天睡觉之前我还会担忧第二天的任务。第二天的任务通常是每天晚上 12 点更新，有时候我会等到 12 点，看一看第二天的任务是什么，然后一边躺着一边想，想的过程中我的焦虑会减少。这就是我上周的情况。

　　老师：非常棒！祝贺你能够更多地投入生活，能够带着焦虑完成作业，尤其是能够体会到焦虑自己会走，这是一个非常重要的收获。有了这个体会，你就不那么害怕焦虑，更有信心与它相处，对吧？你讲到你恐惧当众讲话，你选择面对自己的恐惧，报名参加演讲训练营，非常勇敢，值得大家学习。

需要注意刚刚你提到的一点。你希望看到晚上 12 点更新的第二天的任务安排，躺在床上想一想，然后规划这个任务，让自己不焦虑，这个需要注意。这个做法本身是受到焦虑驱动的行为，可能是过度的。因为我估计，大多数人会选择第二天看任务。而且，在半夜思考和安排任务，让自己感到安心，这样的行为只会令自己更加不容纳焦虑，可能会带来更多的困扰。半夜 12 点应该休息，而不是分析和计划第二天的任务。该休息的时候要让自己休息，第二天的任务就放在第二天，不要去看它或分析它。

当然，总体来说，我觉得你能够参加演讲训练，这本身就是很了不起的一件事情！

学员 1：谢谢老师！我能克服恐惧，对我来说，自信和自我的能量都有了提升，在完成作业的过程中，老师对我的点评大部分都是以鼓励为主，给了我很多启发。

老师：太好了，祝贺你！我相信你的经验、你的发现对于其他学员也很有启发，谢谢你的分享。

学员 2：我有一个习惯，我喜欢时不时摸一下下巴，睡觉的时候也要用手这样摸着。刚刚做正念静坐的十几分钟，我没摸下巴。上周有一次做正念练习的时候特别难受，因为我试着不摸下巴，一开始觉得特别崩溃、特别想哭、特别痛苦，是上课以来最痛苦的一次，中间我摸了一下，有点后悔，因为我觉得这就不能体验痛苦自己缓解的感觉了，但是痛苦对我来说可能太强烈，我摸了一下也没有缓和，还是特别难受。一直到结束前五六分钟的时候，才缓解了，没有那种特别难受的感觉，一点都没有了，我觉得特别开心。那次我能感觉到特别强烈的痛苦到了一个高峰，然后慢慢回落。后来，我尝试晚上睡觉的时候也不摸下巴，结果我真的睡着了，这几乎是一次性改掉的。我从很小的时候就喜欢这样，觉得有安全感，其实我也知道没必要这样，一次就改了是意外的收获。

老师：这个经验非常宝贵，会给你信心，不做干预，痛苦的感觉自己会走。之前我讲过，我们通过内感暴露练习刻意唤起不舒服的，甚至是让自己痛苦的感受，就是让大家切身体会这些感受虽然不舒服、不理想，但并不可怕，也不会伤害我们。到了现在这个阶段，逐步面对让自己痛苦的情境，是这次课程的主题。对你来说，让自己痛苦的情境就是手不再摸下巴。这样做虽然一开始会体验到极度的痛苦，但只要给自己足够长的时间，我们会发现痛苦最终会过去。这样，下一次把手拿开的时候，这种痛苦就不会像第一次那么强烈了。所以我要祝贺你，祝贺你有这个体会，而且我相信从这么深刻的体会中你就知道了，未来出现类似不舒服的情绪感受、状态的时候，可以按照同样的方法处理，减少痛苦的感受对自己的困扰。

学员3：我之前做身体扫描一定会睡着，我就努力克制自己不要睡着。直到有一天，我睡了3个小时，不知道为什么，这个练习太容易让人入睡了，我改成了静坐。我以前不做静坐是因为我坐不住，坐在那里就感觉很烦。改为静坐之后，如果我感到烦了，就会告诉自己体会一下、再体会一下，结果慢慢地，烦的感受好像自己就走了。

老师：太棒了！

学员 3：上周，我的挑战性任务是写毕业论文。之前我状态不太好，就想往后拖一拖，很长一段时间什么都没有干，拖到后来发现不行了，这件事在一个星期内必须做完。当然，我有了改进，以前遇到这种情况，我就会放弃。现在不会放弃，干了一周，没干完的下周接着干。

老师：非常好，只要坚持做，肯定能完成，祝你成功！通常我们希望自己"状态"好一点再做事，把"调整状态"放在了做事之前。MIED 课程告诉我们，这样做会给自己带来更多的困扰。所以，一定要注意，行动或者做事情是优先的，而不是先调整状态再做事。先做事，状态自然会好起来。

学员 4：我最近这段时间挺忙的，每周二是正念课，周四还有读书会，每天都排得满满的。每件事情都会让我有点焦虑，我基本上能在规定的时间内完成，虽然会拖延到最后一刻。对此，我选择接纳，完成了我还会奖励自己玩半天，然后晚上回来继续做事情。正念课我一直在坚持，没有请过假，每天坚持练习，不管有没有事情，哪怕很晚睡觉，15 分钟的练习也要做完。我是拉着女儿一起做的，我总想看看她是不是在专心做，如果她专心做我就会很高兴，如果不专心，我就会有点不高兴。

老师：我觉得最好是自己愿意练习，这样才能体会到正念练习的好处。如果是被逼着做，从而对正念练习产生厌恶的话，就不太好了。

学员 4：是的，我问过女儿愿不愿意练，我和她说如果不愿意的话，不要勉强自己。她说愿意，而且有时候会主动地说"妈妈咱们开始练习吧"，我们已经坚持几十天了。另外，我觉得最近一个多星期，我的情绪比以前好了很多，没那么爱生气了，情绪平复了很多，女儿也说"妈妈你表现不错"。我的睡眠也好多了，入睡很快。有一次，晚上睡觉前躺在床上练习身体扫描，从左脚掌开始，结果还没练到小腿就睡着了，后来又醒了，接着练习，然后又睡着了。醒了又做，做了又睡。

还有一个收获是我把正念运用到生活中了。每天做广播体操的时候，我会去觉察身体的感受。另外，在干其他事情的时候，有意识地觉察当下的身体感受。不过，和其他学员有点像，课程对我的吸引力现在没那么大了。

老师：好的。做身体扫描练习的过程中，如果困了就去睡，睡着了也很好。当然，我们可以选择在清醒的时间来练习。睡觉之前的练习可以帮助我们放下思考、放下纠结，有助于睡眠。另外，从客观上看，不是每次做正念练习都会有收获或有新鲜的感觉。你可以把正念练习当作一种保健的方法，类似健身、瑜伽，或者每天走 1 万步。不用期待每天都有新的收获和成长，把它作为生活的一部分，持续地做就会对自己有持续的帮助。

学员 5：我想分享的是上周练习正念走路的感受。我尝试了在不同的地方走路，包括家里比较光滑的瓷砖、小区的石子路，还有刚下完雨比较湿润的土地。每一次都有新的感觉，尤其是在湿润的土地上，能感觉到自己的脚一点一点地陷进去、一点一点地拔出来的那种感觉。我体会到了老师说的，正念走路比其他练习更容易产生想法。因为眼睛在看，周围的环境在不断地变化，所以容易分心，但这是一种比较愉悦的分心，然后再把注意拉回来，这个过程让我觉得自己和环境的联结更紧了。

我的问题与正念行走相关。我经常感觉自己在做练习的时候无法放慢节奏，练习正念行走的时候，我要从这里走到那里，会设定一个目标，10分钟走到。这个目标好像在牵引着我不停地加速。只要有这个目标，我就会不自觉地加快脚步，没办法像老师那样走得慢一些。我觉得慢一点，会让我更加细致地感受到肢体的具体动作，比如腿抬起来的过程，但如果很快的话，就只能感受到脚底和地面的接触，所以我不知道怎么让自己稍微慢一点，这是我的一个困惑。

老师：如果你希望慢一点的话，就要把练习只当作练习来做，就是专门找个地方来回走，练习正念行走。你设定了一个目标，比如10分钟要走到某个地方，这个目标就决定了你慢不下来，其实也不用慢下来。平时走路的时候，想起来就练一下，而不是说一定要慢。比如在跑步的过程中，也可以觉察身心感受，觉察路况，也可以练习正念。我们在做事的时候也一样，事情要做完，这是一个目标，我们心理肯定会有或多或少的压力，这是正常的。做事肯定是优先的，在这个过程中，能想起觉察和接纳当下的身心感受，再次投入地做事情，就已经很好了！

学员5：谢谢老师。关于挑战性任务，一开始我不太确定自己能不能完成，但是最后完成了。我计划这个星期写完论文的讨论部分，我没有写过英文文章，这是第一次，我感觉一个星期能写完，但难度超出了我的预期。在这个过程中，我发现经常会情绪波动，当我觉得特别难，写不下去了，就会很烦躁。在情绪波动的时候，我会放下笔，出去走一走，或者跟家人聊聊天什么的，不会让自己一直纠结，过一会儿可能会有一些新的想法，然后重新回到书桌前写，我觉得这可能是我最终能够完成挑战性任务的一个原因。以前写论文的时候，我会觉得自己能力不够，越写越挫败，最后就会觉得很烦，然后就一直拖着。

老师：对，这是一件比较重要的事情。相当于以前你有这样的一个模式，当你的感受非常不舒服的时候，就会拖延。这一次你有了很大的调整，能让自己放松一会儿，然后又一次投入到写论文这件事情上，持续地做这件事，最后就做完了。

学员5：对，以前我做事比较拖延，最终能完成是因为我会拖到最后那一两天突击做完。虽然也能完成，但是自己的身心状况特别差，觉得很疲惫。现在做事能偶尔停下，再及时开始，这让我能持续地做事，有稳步前进的那种感觉。

老师：非常好，这个经验值得大家参考。大家可能都会有类似的发现，有时候觉得很难的时候，先暂停一下，遛个弯儿，回来继续，劳逸结合，事情就能按时甚至提前做完了。

学员6：我来分享一下。在正念静坐时我会冒出很多想法，突然意识到我刚刚又在想什么事情，然后再把自己拉回来。我能够理解想法自己会来也会走，但还是觉得有些困扰，每次感受到自己又在想其他东西，然后把思绪拉回来，就会有点儿挫败。

老师：挫败的感受可以出现，没问题。我们可能有这样的习惯，有意或无意地认为练习的时候有想法是不对的，所以出现了想法，我们就会觉得自己做得不好，会感觉挫败。有想法是正常的，我们在正念练习中，需要学习与之相处，具体如何做呢？不管自己在思考什么，不管自己是否因此感到不舒服，允许它们存在，这都是身心现象。我们要学习的就是知道它们是一些会来也会走的身心现象，然后回到觉察呼吸感受上，让这些现象存在好了。

学员 6：我还想说说上周的挑战性任务。上周，我们小组有个课堂展示，之前有分工，那个时候因为我不想当众发言，就和大家商量，让另一个同学做。但是线上上课的时候，刚好那位同学的网络不太好，我就接过来了，作为主要发言者，整体感觉还挺顺畅的。开始做这件事之前，我不太想做，但其实我发现自己做得还可以。

老师：你做得非常好，奖励自己了吗？

学员 6：没有，我觉得这是我应该做的，不觉得是进步。

老师：如果这件事是你平时不愿意做的，而这次你做到了，这就是进步，值得奖励。而且，你刚才讲到，做之前你有这样或那样的顾虑和想法，选择了不做，但是后来发现其实实际上没有想象的那么难，这就是一个重要的发现和进步。本来我们有各种各样的顾虑而不想去做的事情，实际上做起来未必像我们想象得那样困难，所以最重要的是先去做。

学员 7：老师，我有两个问题。课程进行到现在，我觉察到自己的想法比之前还多，练习的时候我会想得更多，甚至会处于一种发蒙的状态。这是一种常见的感觉，还是因为一些其他的原因，比如新鲜感过去了或者练习时间比之前长。

老师：在 MIED 课程的中后期，的确有可能因为新鲜感没了而呈现出这样的状态，容易分心，容易困。当然，不管怎样，人的状态是变化的。每次练习我们的状态都是独一无二的，可能是发蒙的状态，可能是经常走神的状态，可能是比较专注的、平静的、愉悦的状态，都有可能。我们不需要去评判这些状态好或者不好，接着做就行。识别自己的想法、状态，以及对状态的评判，把它们当作想法，然后再把注意放到练习上，如果是觉察呼吸感受的练习，就放到呼吸感受上。不要认为走神了就做错了，其实发现自己分心是个好事，这是正念练习的必要部分，发现了以后，温和而坚定的回来。当然，发现分心后不要放任自己继续去想。

学员 7：好的。还有一个问题，对于其他缓解情绪困扰的方法，比如听音乐或一些分散注意的做法，我们该怎样去看待？

老师：这是一个好问题，正念主要通过帮助我们接纳自己的身心状况、感受，把注意投入当下的生活，投入当下解决问题，同时缓解情绪困扰，或者提升情绪管理能力。这样，问题可以解决得更好，我们的整个身心也会更加稳定。正念并不是通过听音乐或者想象一些美好的场景，来占据我们的内心，从而暂时让我们感受好一些。当然，这些方法能够让我们感到放松和愉悦，只是作用机制不同。我们可以评估一下自己使用听音乐或者分散注意的方法是否过度，比如花了太多的时间和精力，影响了正常生活和工作，那么就需要有意识地减少使用这些方法。

在课程最后，老师发放资料，然后做一个小结，强调本次课程的主题，即逐步面对令人痛苦、回避的情境。

好，最后我们来看一下本次课程的资料。在课后资料中，我们提倡面对激发痛苦情绪感受的困难情境。在刚刚的课堂分享中，有些学员已经在做了，我们要找到让自己痛苦、回避的情境，

第七课课后资料

比如因为焦虑不敢面对其他人的情境，或者一直拖着不做的事情，先从中等难度的任务或者情境开始，把它设定为自己的挑战性任务，然后一步一步地面对最困难的情境。

当然，我们要注意，不管是什么任务或情境，要确保它是安全的，也就是说，它应该是周围大多数人会做的事，是自己曾经能做到的、能面对的情境。只是因为恐惧、焦虑或者抑郁等情绪感受，我们现在做不到或无法面对的情境。

这些挑战性任务会暂时激发不舒服的感受，甚至会很剧烈。我们要学习带着这些感受继续做事，该工作就工作，该学习就学习，投入其中。慢慢地我们就会发现，这些感受自己会来也会走，虽然难受，但不影响我们做事情，不影响我们的生活。

下一周是 MIED 的最后一课，我们依然会请大家结合自己的情况

完成一项具有挑战性的任务，完成后一定要好好奖励自己。

好，最后我们来做三步呼吸空间练习，结束今天的课程。

首先体会一下自己此时此刻的感受，当下的心情、当下内心的想法。好，再来体会当下的呼吸感受，体会呼吸带来的身体感受。然后拓展我们的注意，感受整个躯干，整个躯干伴随着呼吸的感觉，观察一下我们周围的环境、周围的声音。好，练习就到这里。我们下周再见。

结束也是开始

MIED 第八课

　　本次课是 MIED 的最后一节课，课程的主要内容为，请学员对照自己第一课所列的目标，总结收获和展望未来。老师结合学员分享，强调课程的四个核心策略。强调结束也是开始，虽然课程结束了，但是每一天都是新的开始。课程结束后，学员可继续运用课上学到的策略和方法，应对未来可能出现的情绪困扰。此外，老师还可以邀请学员为自己设定未来一段时间的新目标，进一步引导学员投入生活。

课程安排

1. 身体扫描和慈心禅练习。（20 分钟）

2. 请学员回顾自己最初的目标，总结收获。（10 分钟）

3. 正念沟通。（15 分钟）

4. 课堂讨论：团体分享环节。（90～120 分钟）

5. 总结与反馈，强调课程核心策略。（5 分钟）

6. 三步呼吸空间练习，宣布课程结束。（5 分钟）

正念练习

本节课依然从正念练习开始，做 15 分钟的身体扫描练习和 5 分钟的慈心禅练习。身体扫描练习是学员在 MIED 第一课就做过的正念练习，这样的安排表明 MIED 课程虽然要结束了，但结束也意味着新的开始。老师可以使用简略的指导语，起到提示作用即可，具体如下：

各位学员好，欢迎你们参加 MIED 第八课，这是我们的最后一次课。跟以往一样，我们先做正念练习。这一次，我们要做的是一刻钟的坐式身体扫描练习，也是我们在第一次课上做过的。

现在轻轻闭上眼睛，体会自己的呼吸感受。然后，让注意沿着自己的左腿往下，觉察自己的左脚，觉察整个脚掌。往上体会左脚踝，体会左小腿、左膝关节、左大腿。越过臀部和右腿，往下到右脚的脚掌，感受此刻右脚掌的感觉，右脚踝、右小腿、膝关节、右大腿。然后体会臀部，往上体会腹部、胸腔。然后沿着左胳膊往下到手掌，体会此刻左手掌的感受，左前臂、左手肘、左上臂、左肩膀。然后越过右肩膀，往下到右手，觉察此刻右手掌的感受，右前臂、右手肘、右上臂、右肩膀。现在来感受脖子。感受头部，头顶，额头，眉毛，眼睛，鼻子，嘴巴，舌头，下巴。最后回到体会呼吸感受上。

好，现在请保持眼睛轻闭，我带大家做慈心禅练习。

（慈心禅练习指导语略。）

当你准备好了，可以慢慢睁开眼睛，练习到此结束。

总结过去，展望未来

正念练习结束后，请学员拿出第一次课所定的目标，如果是统一收集起来了，就请助教发给大家。用 8 分钟的时间，请学员对照最初的目标，总结自己的收获。然后邀请学员为自己设定未来三个月或一年的新目标。

下面请大家回顾一下自己参与 MIED 课程的经历，总结收获。先看一看自己在第一节课写的三个目标，回想一下到现在为止，完成情况如何？然后请为自己设定未来三个月的新目标，还是列三个目标，考虑实现这些目标可能遇到的困难是什么，以及如何应对。三个月过后，再拿出来看一看自己今天定下的目标完成得如何，能总结出什么经验。好，现在开始。

正念沟通与大组分享

与之前的课程安排一样，先做 15 分钟两两一组的正念沟通，然后回到大组逐一分享。

老师：各位学员，下面进入分享环节。今天是 MIED 的最后一课，大家会总结自己的收获和经验，相信今天的分享，也会给各位学员带来很多启发和激励，未来继续练习、继续受益。在这个环节中，每个人发言不要超过 3 分钟。

学员 1：我一开始设定的目标主要有两个，第一个是当发现现实情况比预期糟糕的时候，我能够不受坏情绪的影响，继续做手头的事。第二个目标是，我之前的学习状态不太好，我希望能够更好地落实学习计划。通过 MIED 课程的学习，我在一定程度上实现了目标，虽然不是每次都能做得非常好，不过总体而言，我觉得我能够比之前更好地应对挫折，不容易受坏情绪的影响了。在学习计划的落实上，没有达到最完美的状态，但比糟糕的时候好了不少，我觉得还是不错的。对于未来的展望，一个是坚持做正念练习，另一个是希望我能多学习一些技能。

老师：好，祝贺你！祝愿你能实现目标。

学员 2：我的目标之一是改善拖延。以前我总是处于一种无意识的拖延中，每天都觉得压力很大、很焦虑，但就是不行动。现在，首先我能意识到我在找各种理由拖延，一直拖到不能再拖时，才有动力做。另外，现在我完成一件事所需要的时间少了，有了一些进步，但是拖延对我的困扰还是挺大的，需要持续改进。还有一个收获，我对自己内心的感受和想法更加敏感，能够及时地觉察到这只是一个想法。关于未来的目标，第一个是继续减少拖延行为，勇敢面对具有挑战性的事情；第二个是继续减少情绪对自己的困扰，不要让自己总是陷在想法中，而是先关注如何解决问题；第三个是在正念练习中继续探索自己的内心，更加了解自己、接纳自己。我的分享就是这些，谢谢老师。

老师：好，祝贺你，也希望你能够实现目标！你的目标比较明确，能够对自己的身心感觉更加接纳，能够把更多的精力投入到做事上去，这实际上是 MIED 课程希望带领大家做的，注意不要去调控自己的不舒服感受，而是要采取行动来解决当下的问题，把当下的事情做好，把生活过好。

学员 3：我在课程开始时列了 4 个目标，第一个是进一步了解正念，坚持练习；第二个是改善睡眠；第三个是专注于学习，提高效率；第四个是减少手机使用时间。我觉得这几个目标基本实现了。除了最后几周，我在坚持练习这件事上做得不是很好，没有养成在一个固定时间练习的好习惯，其他方面还不错。一个非常重要的感受是，我做事更加投入了，正念的理念融入了我的生活。在做事情的时候，我更积极，也更有韧性、更有行动力。正念练习对我最大的影响是我的执行力变强了，尤其是挑战性任务让我能勇敢面对演讲恐惧，这个体验让我整个人的状态完全不一样了。

我加入了一个社团，那里有指导老师带领我们做正念练习。未来的目标，一是坚持练习正念，养成每天在固定时间练习的习惯。二是参加社团的分享活动，进一步强化我对正念的认识和理解。三是每个月读一本关于正念的书，把正念的理念分享给周围的人。

老师：好，祝贺你，预祝你实现目标！

学员4：我最初设立的目标有三个，第一个是提升做事效率，第二个是缓解不良情绪，第三个是找到一种与压力相处的方式。最大的收获是现在我能够接纳自己的不良情绪，能和压力相处了，之前我会以一种逃避的方式去处理。比如找一些让自己开心的事，而现在我可以去体验这种不良情绪，尽可能接纳这种情绪，情绪对我的困扰降低了。我希望正念练习能成为生活的一部分，未来三个月的目标是早上起床后和晚上睡觉前做正念练习，养成习惯。

老师：好，祝贺你。你的练习计划非常好，我们提倡把正念练习作为每天的第一件事来做。

学员5：我在参加MIED课程前，受情绪困扰多年，课程目标是希望自己能够正常的工作，睡眠正常，更好地表达自己。整体来说我的状态越来越好了，情绪对我的影响在慢慢减少，我对情绪更有控制感了。刚刚跟伙伴分享的时候，我列了好多目标。现在我刚到一个新的部门，接触一个新领域，无论是在专业方向上，还是工作的处理能力上，都需要一个适应的过程，希望我在这个过程中逐渐明晰方向，更快地进入新的工作角色。

老师：好，祝你能够实现目标。

学员 6: 我好好地回顾了一下最初定的目标。一是更专注的读书和学习,现在我能够接纳烦躁的感觉,能带着这种感觉读书和学习。二是减少对身体不适的关注,还有解决人际上的一些问题等。在身体不适上,我不确定是练习的效果,还是这段时间我确实没有太多不舒服的感觉,或许正念练习对我有一定的帮助。人际方面,最近事情有点多,当我带着情绪投入生活时,我发现情绪对自己当下的生活没有造成太多的影响。我对正念挺感兴趣的,未来三个月会加强学习。

老师: 祝贺你。

学员 7: 我能够每天坚持认真练习,我的收获是学会了管理情绪的方法。以前我容易焦虑,焦虑的时候很难投入地做事情。我现在焦虑的时候,第一可以识别出灾难化和夸大的想法,第二可以接受这种情绪,事情做得也比以前好。未来的目标就是坚持练习。

老师: 好,祝贺你。

学员 8: 之前我因为身体原因离职,那时非常焦虑。现在经过八周的练习,我觉得焦虑对我的影响慢慢减少了。我最初定了三个目标,一是平和地对待孩子学习这件事,不要吼他。现在偶尔还会吼一下,但是已经很少了。我也能意识到,那不是孩子的问题,是我自己的问题。二是,我其实一直很要强,特别敏感,也很焦虑,这段时间跟大家一起练习正念,我觉得自己在情绪上有了明显改善。我能认识到是我自己在焦虑,这个时候我想到正念练习,分析自己当下的感受、处境和问题,然后就会慢慢平静下来。三是希望自己做事不要拖延。我有一点完美主义倾向，比如写文章，查了很多资料，却迟迟不敢落笔，自己不满意就不会发给别人，这方面我也有了改善。

接下来，我希望能坚持练习正念，每天做15分钟，我觉得长时间的练习对我来说是个压力，我希望以后能够在一个固定的时间练习。另外，我的睡眠质量不是很好，我希望能够提高睡眠质量。还有一个目标是提高做事的效率，减少焦虑对自己的影响。我有一个问题，练习时过于依赖指导语，没有指导语，要么就走神，要么就睡着了，我不知道这样是否正常。

老师：没关系，跟着指导语练习就好，最重要的是练习，有没有指导语都行。祝贺你有了进步，也祝愿你能够实现目标。

学员9：我之前定的一个目标是希望自己在面试的时候不要过于紧张，影响发挥。现在我在面试开始前一两分钟的时候还是会紧张，这种紧张的状态持续一段时间之后，跟面试官聊着聊着，我就放松下来了。很多时候做其他事情时我也有这种感觉，然后带着焦虑去做，一段时间之后就好了。

老师：祝贺你。

学员10：我最初的目标是能当众发言，改善睡眠质量。之前我很焦虑，每天板着脸。现在我能觉察到自己的呼吸，能够带着微笑，也能当众发言了。做三步呼吸空间练习的时候，我提醒自己保持嘴角上扬。有了不愉快的情绪，我会带着不舒服的感觉继续做事。

未来的目标是坚持做正念练习，学习正念相关知识，过好每一天。

学员 11：课程刚开始我制定的一个目标是保质保量、按时完成毕业论文。现在我完成了 80%，没有按时完成毕业论文，不过学校把提交论文的日期延迟了，所以也可以勉强说我按时完成了。整体上，我感觉正念练习给我带来的改变很大，我之前特别焦虑，压力特别大，什么事都做不了。开始练习正念后，我会反复告诉自己，顶着压力也要把这件事做完，紧张的时候去感受紧张，焦虑的时候去感受焦虑，情绪会来也会走，就这样一边焦虑一边做事情。

我有记录每天工作的习惯，我发现，当我没有认真练习正念的时候，工作基本上完成不了。只要认真练习，就可以保证每天有四五个小时高效工作的时间。未来三个月，我要坚持做正念练习，至少每天 15 分钟，带着焦虑做事情，改掉拖延的毛病，缓解焦虑。

老师：祝贺你有了进步！你能带着焦虑做事，这非常棒。焦虑每个人都会有，是我们内心的一部分，能帮助我们做事，完全不焦虑的话，事情往往也做不好。如果想要去调控它、排除它，拖着事情不做而让自己少一点焦虑，焦虑就会越来越严重。我们投入地做事，带着焦虑做，焦虑就会成为我们做事的动力。随着我们更投入地做事情，焦虑自然会下降，它会来也会走。这样，焦虑对我们的影响、对我们的困扰就会降低。

学员 12：虽然我的目标一个都没完成，但我有很多收获。我发现一件事只要变成了目标，我就不想做，所以我做了一些没被我列作目标的事情。未来我的一个重要目标是继续练习正念。还有，虽然我的目标没有完成，但是我能够感觉到做事情的时候也像正念练习一样，有想法了，再不断地把注意拉回来。还有一个小问题，没有指导语的练习，怎么把握节奏？比如身体扫描，因为我感觉自己练习的时候总是忽快忽慢，有一点抓不住节奏。

老师：没有关系，忽快忽慢是可以的。最重要的是对当下的觉察和接纳，所以某些部位扫描得快一些，某些部位扫描得慢一些也是可以的。

学员 13：这段时间我投入练习的程度没有我预想得那么高。我的两个目标都没有完成，一看到我写的这两个目标，我就意识到，我一直在回避做事情。我的收获是，有情绪的时候能觉察情绪，允许情绪存在，感觉到情绪自然而然地减弱。还有上一周的任务，面对引发不舒服感受的情境，我对自己有了很多的觉察，我发现那些都是我在回避的一些东西，我做不到是因为我在回避。现在我能够有意识地诱发这些情境，让自己去面对，这是我最大的收获。

老师：祝贺你。

学员 14：我在两年多前就接触过正念，但一直没有系统学习过。这次参加 MIED 课程，我知道了以前自己的一些做法是错误的。我之前练习正念的目标是减少想法，集中注意，希望排除想法和情绪。现在我能够带着情绪投入当下的事情。最近我感到负性情绪对我的影响变小了，做事的效率也提高了。未来三个月我希望能够坚持练习，带着情绪投入当下的生活，让正念练习成为我生活的一部分。我还想认识更多的人，扩大自己的社交圈，这是我的一个目标。

老师：好，祝贺你有了进步。

学员15：第一节课我写了三个目标，现在完成了两个。我对老师说的一句话印象特别深，就是允许当下的身心感受存在。未来面对未知的生活，这句话会一直鼓励我。接下来三个月的目标是，每周做2～3次正念练习，以一种积极的、向上的心态，去面对每一项工作。

老师：祝贺你，也祝愿你实现目标。最重要的是带着自己的感受，尤其是不舒服的情绪感受做事情。这些感受会来也会走，最重要的是事情做完了。

学员16：八周的学习给我带来了一些全新的体会，正念练习对我的生活各方面有非常大的积极影响。首先是睡眠质量明显提高，心态平和了。通过练习和课上的交流，我在日常生活中，做事变得积极了，这也是我的目标。在学习新知识、完成工作任务上，积极性和专注度提高了很多。未来的目标是坚持每天做15分钟的练习与不愉悦的感受共存，积极面对生活中的各种烦恼。

老师：祝贺你，也祝愿你能够实现目标。强调一点，不管是好情绪，还是坏情绪，都是我们的身心感受。每一种情绪感受都有各自的功能，我们要做的并不是调控和消除情绪，而是投入当下的生活。带着情绪，让情绪为我们提供力量和信息，把事情做好。

学员17：我的目标，一是克服当众发言的紧张感；二是缓解工作带来的焦虑感。经过这段时间的练习，我的焦虑状态得到了一定的缓解，正念练习让我的内心平静了一些。当众发言是我设定的一个挑战性任务，结果还是比较满意的。另外，这两天我感到自己有些抑郁，主要表现是我对生活中的一些东西失去了兴趣，还有嗜睡，什么都不想干。我感觉这种抑郁的状态和焦虑完全不一样，我不知道这与我生活中遇到的事情有关，还是一种正常的体内激素的变化导致的情绪上的变化。

老师：首先要祝贺你有了进步，也祝愿你能够实现目标。关于情绪，不管是焦虑，还是抑郁，影响因素都是多方面的。包括外在压力，也与我们身体分泌的激素、神经递质有关，还有心理因素，比如我们不断地思考同一件事情。这些因素相互影响，交织在一起。但不管是抑郁，还是焦虑，应对的策略都是一样的，尽可能投入当下的生活，带着情绪做自己能做的事，焦虑和抑郁的情绪会来也会走。我建议你复习这八周的课程内容，做情绪日志、认知重评等，帮助自己减少抑郁情绪的困扰。

学员 18：我先分享一下课程刚开始定的三个目标。以前我一遇到比较麻烦、复杂的任务，就会非常焦虑，一直想这件事，其他的事就做不好了，我的第一个目标是缓解自己的这种状态。通过课程的学习和不断地练习，我能够感受自己当下的状态，专注于此时此刻，做好当下的每一件事情。第二个目标是，在人多的场合，比如聚餐的时候，不要因为周围的人太多而产生被吞噬感。虽然最近没有什么机会在公共场合讲话，但是通过练习，我明显地感受到自己内在的力量有所提升，相信以后在人多的场合，我也能更加清晰地觉知自己的角色。

老师：嗯，你现在就在面对我们这么多人讲话。

学员18：对，我现在不怎么担心。第三个目标是敢于表露自己真实的心声，能够顺利地跟家人和朋友进行深度的沟通和互动，而不是自我表达后，担心别人的想法和别人的评价。在完成挑战性任务的时候，我主动联系朋友，以前我一般会等着朋友找我，从来不会主动找他们。在这个过程中尝试进行有效的沟通，慢慢地打开自己。虽然可能会感到焦虑，但是我会带着这种焦虑去和朋友们交流。

接下来三个月的目标，一是摆脱拖延，二是继续练习正念，让正念成为我生活的一部分。

老师：好，祝贺你，祝你实现目标。

学员19：我最初定的目标是改善睡眠。课程刚开始时，我的睡眠质量没有什么改变，后来有一天晚上睡不着，也没有什么原因，到了后半夜还是睡不着，我就着急了，很焦虑。慢慢地，我知道自己为什么晚上做身体扫描练习效果不好了，是因为我一到晚上就焦虑、紧张，反而是白天的练习效果好。意识到这个问题后，睡不着的时候，我会做正念觉察呼吸感受或身体扫描的练习，不听指导语，只是自己扫描一遍，慢慢就睡着了。

老师：非常好！

学员19：是的，我意识到问题出在哪里了。另外，我觉得我比原来更轻松了，脑子里的消极想法少了。我身边的人也感觉到了我的变化，他们都说我不太较真了，变得宽容了，我自己也能感觉到现在自己的心态很积极。关于未来的目标，我有一个问题，您说每天做一刻钟的正念练习，是指身体扫描还是静坐？另外，身体扫描的顺序一般是从脚到头，从头到脚是不是也可以？

老师：可以选一个自己擅长的、喜欢的练习做，身体扫描或者静坐觉察呼吸感受都可以。身体扫描的顺序不重要，关键是按照要点做。

学员 19：好的。我的目标是每天坚持做正念练习，就像老师说的，把正念练习当成每天的第一件事来做。另外，虽然我每天都在练习，但没形成规律，我想以后找个固定的时间练习，至少做一刻钟。

老师：祝贺你取得的进步，也祝你实现目标。

学员 20：我的一个目标是想了解一下八周的 MIED 课程到底是怎样的，这八周我没有请过假，这个目标我达到了。另一个目标是想通过练习正念让自己的情绪更稳定。有时候我比较容易急，爱发脾气，我感觉自己这段时间好了很多，对孩子也更包容了。还有两个意外的收获：一是睡眠得到了极大的改善。以前我总是胡思乱想，经常凌晨两三点都睡不着，现在我基本上躺下就能睡着。第二个是和孩子每天坚持做正念练习，我们两个人相互支持，收获很多。

老师：祝贺你。

学员 21：经过这两个月的练习，我最大的收获是能够放下期待去做事情。以前我经常会拖延，总觉得自己不想做这件事，或者我想把它设计得非常完美后再开始做。这导致我会有很多想法、很多期待，这些想法和期待阻碍了行动。练习正念后，我能够觉察到自己沉浸在想法里了，然后有意识地让自己跳出来；先鼓励自己做事情，然后再去感受这个过程中出现的各种各样的困难。现在我确实没有像以前那么匆忙了，变得心平气和，我有了更多的时间和心思去做一些别的事情，发现生活中的美好，我觉得这是正念带给我的最大的收获。但是我觉得自己在坚持练习这件事上做得不太好，未来我希望自己能坚持每天做 15 分钟的练习。感谢老师在整个课程进行中的耐心指导！

老师：不用谢，祝贺你的进步。每天都是新的开始，可以从现在开始，把 15 分钟的练习放在工作之前做，这样就能保证每天都做了。

学员 22：我之前定的三个目标，第一个是不拖延，第二个是不生气，第三个是早睡早起。我感觉这三个目标我好像都没做到，又都有点改善。比如现在我跟家人不会发生那么激烈的争吵了。另外，在课程进行到中期的时候，尤其是第 3 周到第 5 周时，我经常被别的事情干扰，对正念练习的投入减少了，没有形成规律练习的习惯，感觉正念对我来说好像成了一个工具，在我觉得心烦意乱的时候就做一下。未来我希望自己能够经常做正念练习，让自己变得更平和。

老师：好，祝贺你有了进步。实际上你要留意你的目标，"不生气"，这谁也做不到。我们不要把目标限定在控制情绪上，而是投入生活，允许情绪感受存在，把事情做好，把生活过好。祝愿你的目标能实现。

学员 23：我最初定的目标，一是每周阅读 3～5 篇文献，每天保证一个小时的阅读时间，在截止日期前两天完成任务。虽然没有完全做到，但是跟之前相比，我进步了。就 MIED 课程来说，我最大的感受是领悟了正念，用 6 个字概括就是"用心，觉察，当下"。第一个词用心是指我们应该在一个清醒的状态下，耐心地做一件事情，又是不费力的，挺微妙的那种感觉。第二个词是觉察，觉察是允许和接纳的前提，觉察自己的身体感受，让我觉得我更了解自己了。第三个词是当下，每次做练习，老师时刻提醒我们要关注此时此刻此地，关注自己的呼吸。呼吸能够提醒我们活在当下这一刻，可作为当下的一个锚定点，帮助我们减少对未来的过度的焦虑。还有一个收获，三步呼吸空间练习可以很好地运用到我的生活中。比如有任何不愉快的感受时，都可以做这个练习，然后我就能平静下来，与那个状态下的自己保持一点距离，更客观地去观察自己，解决问题。

对于未来三个月，我希望正念练习能成为我生活的一部分。正念实际上是一种生活的态度，让自己慢慢地快起来，不是指速度慢，而是状态平静的，从而能够更专注、更高效地完成当下的工作。

老师：好，祝贺你的进步，也祝你实现目标。

总结成果，归因来源

在学员分享结束后，老师做总结。一方面祝贺大家都有所收获；另一方面再次强调 MIED 课程的四个核心策略，鼓励大家朝着自己设定的目标继续努力。

我很高兴大家都能有所收获，衷心希望每一位学员都能实现自己的目标。

回顾一下，第一，在我们的课程中，我希望大家能够理解和掌握的最重要的概念就是使用以下四个策略缓解情绪困扰：①更多地投入当下的生活；②面对痛苦、回避的感受，提升痛苦容纳力到正常的范围；③减少过度的情绪性行为；④把想法只当作想法，能从不同的角度看问题，增加认知灵活性。在我看来，大家在以上几个方面都有或多或少的进步。继续坚持做正念练习，采用课程教授的策略和方法，持续努力，情绪困扰就会得到进一步的缓解。

第二，我想强调的是，MIED 课程即将结束，无论你对课程的投入情况如何，过去的已经过去了。重要的是每一天、每一刻都是新的开始，当下是最重要的，是我们能采取行动的时刻。另外，我不知道大家有没有注意到，MIED 第一课我们做了 15 分钟的身体扫描，今天我们也做 15 分钟的身体扫描，虽然今天的指导语很少，我想告诉大家：虽然我们的课程结束了，但是每天都是新的开始，是新的起点。我希望 MIED 课程能够带给大家更多的益处，希望你们能够通过坚持练习，允许和接纳自己的身心现象，更多地投入生活，持续从中获益。

我们提倡在日常生活中练习正念。在我看来，保证每天一刻钟的正式练习是最重要的事。在日常生活中，只要我们愿意，想起来的时候，都可以练习正念，让正念滋养我们的生活，给我们带来更多的益处。

结束课程

最后，老师向学员表示感谢，然后带领学员做三步呼吸空间练习来结束课程。

非常感谢大家的参与！大家的分享对我也有很多启发，引发我更深入的思考，我也从中学到很多，谢谢大家！

最后，我们还是以三步呼吸空间练习来结束课程。好，我们来体会一下自己此时此刻的心情，自己此时此刻的想法，然后我们来体会自己此刻的呼吸感受，拓展注意到整个躯干，体会呼吸带来的感受。好，我们的课程就到这里，再次感谢大家！

第八课课后资料

课程结束后，老师可以组织学员拍照留念，还可以提前准备小礼物送给学员们。

第二部分

情绪困扰的正念干预专业督导

正念练习教学督导

MIED 师资培训的一项重要教学内容是实习师资带领学员做正念练习。单项正念练习包括身体扫描、觉察呼吸感受、正念伸展、慈心禅、正念进食等。本章将分别介绍实习老师在带领学员做每一项正念练习时遇到的问题，以及笔者的解答。

身体扫描

问：在带领学员做身体扫描的过程中，指导语能否说出我自己当下比较独特的感受，以增加代入感，还是要说普遍的感受？

答：以普遍感受为主，适当增加自己当下的感受。基于自己当下感受的指导语，可以引导学员去觉察属于自己的独特的身体感受，增加代入感。

问：在身体扫描的过程中，觉察到姿势，比如瘫坐着，带来的不舒服感觉，这个时候可以改变姿势吗？比如挺直后背。还是要继续忍受不舒服的感觉？

答：正念练习的过程中可以调整姿势，只是在调整前先去觉察那个不舒服的感受，先体验，如果还是觉得需要调整，那么就可以调整，让身体舒服点。另外，对于类似的情况，我们也可以参考通常的情况，如果大多数人在这个时候都会调整姿势，那么调整姿势就没有问题。

问：带领学员做身体扫描时，如何引导大家觉察身体的感受？是用"你有感到不舒服吗？""有发热的感觉吗？"这样的问句，还是"你可能感到不舒服或者发热"。

答：我们可以提供选项"你可能感到不舒服，发麻或发胀，也可能什么都感觉不到"。可以结合自己做身体扫描时的感受，给出一些选项，强调"可能"会这样、"可能"会那样，鼓励学员探索自身感受。不建议进行封闭性提问，不建议使用"有没有感受到身体发热？"这样的问句。

问：有学员反馈说，在感谢每一个身体部位的时候会有类似"我不值得"的想法，请问老师这该怎么处理？

答：在课程进行中，学员会有认为自己不好、不值得被好好对待的想法。从客观上看，这就是个想法，这一点老师要明确表达出来。引导学员认识到"我不值得"就是一个想法，并不是事实，所以把它当作想法来处理就好了，继续练习。此外，我们对学员、对自己要有一个基本的态度，即你能坐在这里上课就意味着你做得对的部分大于错的部分。我们可以把这个态度传递给学员。

问：有几位学员提到，在做身体扫描练习的时候感受不到自己的腿。我之前遇到过感受不到脚趾之类的，觉得还挺正常，但是感受不到自己的大腿、小腿，我觉得有点不可思议。

答：一般来说，随着身体扫描练习次数的增加，我们会感受到更多的身体信息，总体上感觉会变得更加敏锐，这一点已经有实证研究支持。但我们无法保证练习一段时间后，所有学员都能感受到小腿或大腿，感受是存在个体差异的。此外，能否感受到小腿或大腿不是 MIED 课程关注的重点。我们关注的或者训练要点是能否允许和接纳自己的感受，允许不舒服感受的存在，允许自己没有感受，提升容纳力，包括对没有感受的容纳力。

问：有学员坚持认为身体扫描不能从头部开始，您之前说过身体扫描可以从头部开始，从脚趾开始只是一个约定俗成的习惯，请问可以从头部开始做身体扫描吗？

答：可以。在身体扫描练习中，重要的是按照正念练习的要点做，而不是从哪里开始做或顺序如何，练习要点是觉察和接纳。从操作上来讲，先体会一个部位的感受，注意迟早会离开，发现注意离开后，了解一下注意刚刚跑到哪里去了，是去听声音，还是跑去想事情。有时候可能很长时间注意都回不来，有可能我们已经花了几分钟的时间想事情，那么我们只要知道刚刚发现注意离开那一刻的想法就好，不用花时间追溯和回忆，然后把想法当作想法，允许当时的身心状态，再回来体会当下选定部位的感受。一次又一次地这样做，这就是练习要点。当然，对这位学员而言，他坚持从脚趾开始，那就这样练习好了，没关系的。

问：有学员在做身体扫描的时候感觉烦躁，他问应该把注意集中在当下烦躁的情绪上，还是应该去觉察身体的感受。

答：MIED 课程缓解情绪困扰的策略之一，就是提高学员对不舒服的感受的容纳力到正常范围。不过，在课程的不同阶段，老师的指导稍有不同。在 MIED 课程第一周，我们引导学员允许烦躁存在，回到体会身体感受上来。第二周，我们鼓励学员去体会烦躁的感觉，以及烦躁带来的身体感觉，帮助自己发现这种感受其实是变化的，会来也会走，然后再次回到练习上来。这样安排的目的是提高学员对不舒服感受的容纳力。第三周安排了伸展活动，通过拉伸进一步唤起不舒服的身体感受。所以在第一周我们可以告诉学员，不管现在身体哪个部分有不舒服的感受，或者心里有什么不舒服感受，都可以，继续投入练习就行。越到课程的后期越要强调先体会不舒服的感受，然后再次投入当下，所以稍微有点差别。

问：有学员问身体扫描扫到哪里，哪里就发热，也有人会发冷，这种情况正常吗？为什么？我的回答是，每个人的练习体验不一样，如果没有特别强烈的感觉，就应该是正常的，我们也不用去评判感受，去体会就好了。

答：同意你的回答。每个人的感受不一样，同一个人在不同的时候扫描身体，感受也可能是不一样的。可能觉得温暖，也可能觉得冷，或者没有任何感受，一般而言都是正常的。当然，如果有不舒适的感受让你觉得需要去医院，那么一定要去医院检查。至于为什么会出现这些感受，涉及生物-心理-社会因素和它们之间的相互作用。因此，我们并不鼓励去分析和思考这些原因。从 MIED 课程缓解情绪困扰的策略上来说，重点是引导学员与各种各样的感受相处，提高对情绪感受的容纳力到正常范围，更多地投入生活，从而减少情绪对我们的不良影响。

问：身体扫描的细致程度该如何把握？对初学者和精通者在指导语上是否要有区别？

答：身体扫描有不同的版本。MBSR 中的身体扫描一般做 45 分钟，MIED 第二课也会带领学员做时间较长的身体扫描练习，这两种身体扫描练习会做得很细致，比如一个脚趾、一个脚趾地扫描。在 MIED 中，身体扫描练习一般做 15 分钟，一次扫描的范围会更大些，比如扫描整个脚掌，而不是一个脚趾、一个脚趾地做。如果是伸展活动之后的身体扫描，从头到脚快速身体扫描，大概一两分钟，扫描的范围会更大。所以主要看什么时候做身体扫描练习，以及花多少时间来做。当然，无论细致程度如何，正念练习的要点都是一样的。初学者和精通者的指导语的确需要有所区分，对于初学者而言，指导语要更细致，帮助他们更好地操作，掌握练习要点；而对于已经掌握练习方法和要点的精通者，指导语主要起到提示的作用，就不用那么细致，甚至可以不用指导语。

觉察呼吸感受

问：正念觉察呼吸感受的指导语包括哪些要点？

答：主要包括以下几点。首先，请学员找一个部位来体验呼吸带来的感受。可以先体验腹部的呼吸感受，如果不明显，可以体会胸腔或者鼻腔的感受。选择一个相对明显的部位来感受。其次，指导学员体会呼吸感受，允许呼吸状态的存在，不管呼吸是理想还是不理想，舒服还是不舒服的。再次，当发现自己的注意离开呼吸后，把注意的游移视为正念练习的必要环节，可以恭喜自己发现内心不时游移的这个特点，了解注意在哪里，自己有什么想法，把想法当作想法。在此过程中，无论出现什么身心现象，包括想法、感受、状态，允许它们存在，不去干预。最后，再次回到体会呼吸感受上来。正念练习就是这样，一次又一次地操作。

问：觉察呼吸感受练习可以睁着眼睛做吗？

答：可以，闭上眼睛是为了更好的觉察，睁着眼睛也可以。从操作上来讲，正念练习就是觉察内心的运作，允许身心现象存在，再回来感受，所以睁着眼睛或闭上眼睛都可以。

问：有学员问，刚开始做觉察呼吸感受的时候背挺直，之后觉得腰和肩很疼，是否可以调整？

答：可以调整。在调整前，邀请自己体会一下不舒服的感受，然后再有意识地调整。另外，在做觉察呼吸感受练习的时候，挺直背的目的是让自己更加清醒，呼吸更顺畅，坐得更持久些。但需要注意的是，不要使劲挺直，这样很快就会不舒服的。

问：在指导练习的过程中，会有觉察的沉默空隙，不知多长时间适宜。如果时间太长，我担心学员会感到没有足够的指引；如果时间太短，又担心自己说太多话会打乱学员觉察和体会的节奏。

答：是的，指导语能帮助学员进行操作和练习，如果面对的是新学员，那么指导语需要多一些、细致一些，这样更具操作性。当然，在这个过程中，的确需要留出适当的时间让学员练习，时间太短肯定会干扰练习，具体时间可以依据我们自己当时的练习情况。因为我们在指导学员的时候，自己也在练习，所以我们可以根据自己的情况在自认为合适的时候做进一步的指导。如果学员在课程的中后期，已经熟悉了，沉默的时间就可以留得多一些，甚至不需要指导语，就让学员自己练习。

问：觉察呼吸感受限定在一个部位，还是可以在不同部位之间切换？

答：觉察呼吸感受的部位一般选择腹部，如果腹部感受不太明显，可以尝试体会胸腔的起伏或者鼻腔空气进出的感受，看哪个部位感觉更明显些，就选择哪个部位。选定后就不要再换了，这样做能帮助自己发现注意一次又一次地离开，练习把注意一次又一次地拉回来。不停切换部位会降低对注意游移的觉察力。

问：在做觉察呼吸感受练习的时候，如果身体某个部位有特殊的感觉，是否可以把注意切换到这个部位做身体扫描？

答：你说的这种情况，表明当时注意已经发生了游移。也就是当你体会到其他部位的特殊感觉时，注意已经从你选择的，比如腹部的呼吸感受转移到那个部位了。这时，知道这个特殊的感觉把自己的注意吸引过来就可以了，允许它的存在，然后依然回到最初选择的那个部位，感受呼吸带来的感觉。当然，如果你希望仔细探索这个特殊感受，尤其是不舒服的感受，也可以，这是 MIED 第二课的内容。探索后，依然回到觉察呼吸感受上来。

问：学员问，指导语说不要调整呼吸，但每次听到这句指导语时，都想要调整呼吸，该如何处理？

答：觉察呼吸感受的练习要点就是一次又一次地回到觉察呼吸感受上来，允许刚刚发生的注意游移、舒服或不舒服的感受，以及想要调整呼吸的意图，甚至调整了呼吸的行动，这些都可以存在，重点是我们要引导学员回到觉察呼吸感受上来。

问：走神想事情，想到一半突然意识到要把注意拉回来，但却控制不住，还是会继续想，这时会觉察到注意既在感受想法上，也在觉察呼吸感受上。请问，我们的注意只能分配给觉察呼吸感受吗？还是只要在当下就可以。

答：这种情况是正常的。有时候有些想法、思考的力量很强大，注意不是想回来觉察呼吸感受就可以立刻回来的。很可能出现的状况是，个体能意识到自己在思考，然后体会一下呼吸感受，或者甚至没来得及体会呼吸感受就又去思考了。这些状况都可以。不管怎样，我们要做的都是一样的，就是发现了，把它们当作想法，然后回到体会当下的呼吸感受上，一次又一次地这样做。至于觉得自己好像一边在觉察呼吸，一边在思考的状态也没问题。只是在自己发现的时候，允许此刻的状态，再次邀请自己体会当下的呼吸感受就可以。

问：学员说练习觉察呼吸感受时，持续地把注意拉回来会感到很累，应如何克服？

答：这可能是学员练习的时候过度用力了。对于正念练习，我们应持有的一个态度是"不用力"。客观上，觉察不需要使劲。如果你使劲地把注意拉回当下，想要保持对感受的专注，就会觉得很累。这个力度需要学员自己去体会，即只是觉察当下，允许自己的注意不断游移，允许自己当下身心现象的存在，发现后一次次地觉察当下的呼吸感受就好，不要使劲与走神斗争，不需要保持对当下的专注。

正念伸展

问：正念伸展的每个动作停留多久合适，太久会不会带来更明显的酸、痛和麻的感觉？这样做可以帮助学员获得更好的容纳力吗，还是以身体不出现不适感为主？

答：在 MIED 课程中，伸展活动的重要作用就是激发不舒服的感受，提升学员对这些不舒服感受的容纳力，所以并非以身体不出现不适感为主，而是要在保证安全的前提下，用伸展活动来激发不舒服的感受。强调安全第一，要注意动作的幅度和速度，不要弄伤自己。所以我们要引导学员按照自己的情况来做，具体的停留时间由学员自己把握。如果觉得自己坚持不了了，也可以不做了。

问：牛式伸展很难保持平衡，作为带领者操作起来也较难，可以跳过这个动作吗？

答：可以，并不是每个动作都要做。在课程中，做某个动作的目的是拉伸身体和激发不舒服的感受，所以在确保安全的前提下来做即可，具体做什么动作不重要。当然，最好使用比较经典的伸展动作，这也是出于安全的考虑。

问：练习立式伸展的时候，除了指导动作怎么做以外，还需要强调哪些内容？

答：在确保安全的前提下，引导大家去找相对不舒服的感受，去探索那个部位。目的很简单，就是让大家去感受不舒服的感觉，提升对不舒服感受的容纳力。另外，做完伸展活动，学员通常会觉得身体比较舒服，也可达到锻炼身体的目的。

问：请问在拉伸感强的时候，是觉察呼吸感受还是觉察拉伸感强的部位？

答：我们鼓励学员觉察拉伸感强的部位，直接体会感受，尤其是不舒服的感受。在 MIED 课程中，正念伸展练习的一个重要目的就是通过反复体验伸展带来的不舒服感受，提升练习者对这些感受的容纳力，为下一步面对令自己痛苦、回避的感受和情境打基础。

问：请问拉伸的时候要不要提醒学员不要憋气？

答：总体上，在正念练习中不需要调整呼吸。在拉伸的过程中，随着动作的进展，有可能出现憋气的情况，这是正常的。当然，练习时没有必要刻意憋气。

问：有学员反馈，在拉伸的时候会有对自己身体的负面想法，这个情况如何处理，需要加到指导语中吗？

答：在练习中，对于想法，无论是对自己还是对别人的负面想法，处理方法都一样，就是知道这只是想法，只是当下内心的一个主观现象就可以了，代表一种可能性，然后再次回到伸展练习上来。

问：我感觉一边做伸展练习一边讲指导语有一点气息不足，老师是否可以站在一旁讲指导语，不做练习？

答：的确，老师在做有些动作的时候，讲指导语会不太顺畅，这是自然的。不过，正念教学的一个特点就是老师边练习边指导。在教学中，一方面老师要教授练习要点和动作要领；另一方面，老师自己练习的体验也可以成为教学内容，决定练习的进展。所以提倡老师一边指导，一边练习。

正念行走

问：正念行走一般就是往前走，然后转身向后继续走，是否可以穿插不同的行走方式？比如倒退走、闭着眼睛走、横着走等，只要把关注点放在觉察和接纳上就可以了。

答：你说的行走方式都可以，前提是保证安全。闭着眼睛走和倒退走可以更好地把注意带到行走上，能令练习者更投入，但也比较危险。另外要注意，是不是因为你觉得单一的行走方式太无聊，所以才尝试不同的方式。如果是这样，就要帮助学员认识到，无聊感驱动了自己采用不同的行走方式。虽然这没有什么太大的问题，但是也可以尝试带着无聊感继续行走，这样我们就有机会发现，无聊感迟早会离开。

问：正念行走的指导语只注重觉察脚底的感受，但我在练习中还会觉察膝盖和大腿，以及转动身体时腰部的感受，是否需要加到指导语中？

答：在 MIED 课程中，正式的正念行走练习主要带领学员关注脚底感受，类似觉察呼吸感受，选择关注一个部位，这样操作的目的是帮助学员尽快发现注意的游移。正念行走一段时间，往往会浮想联翩，这时候需要尽快发现自己的注意陷入思考或者想象，识别这些只是想法，只是主观现象。这是练习把想法当作想法，从而改变我们和想法的关系的好机会。所以，在正式的行走练习中，最好选择一个部位去感受。当然，如果是在日常行走中融入正念，在保证安全的前提下，觉察的范围更大，这时候如果发现自己陷入想法了，发现以后再回到觉察当下的行走上来。

问：正念行走的指导语只出现在练习的前半部分，之后都是沉默的行走，是否可以隔几分钟再说一次指导语？

答：可以，如果你觉得这样做有助于学员练习，尤其是提醒他们回到觉察行走上来。

问：刚开始练习正念行走的时候，速度大概多快合适？

答：正式的正念行走练习，速度都比较慢，类似太极拳，往往需要控制速度，这样注意更可能会被行走吸引，留在当下。当然这个过程不需要努力或者使劲，轻松做就行。

慈心禅

问：有一个学员问，慈心禅练习指导语说在心里想一个人，然后默念祝福给他，但怎样才算是把祝福送给他，完成了慈心禅练习呢？

答：从操作上来讲就是你想到一个人，把这些美好的祝愿默念给他就完成了。我想这位学员在问这个问题的时候，可能他有自己的想法。也许对他来讲，清楚地对别人说或者让别人感受到才算是完成了慈心禅练习。在与学员沟通时，可以澄清一下。实际上我们要做的就是默念这些祝福给自己想到的那个人就可以了。当然，还可以在送祝福的时候加上那个人的名字，比如愿某某平安。

问：有位学员觉得给和自己有矛盾的人送祝福比较难，他认为自己无法接受给其送祝福这个行为。我跟他说你可以试一试默念这些词，即使你心里不太情愿，但他觉得这样做很虚伪，我当时不知道怎么回答，就说你可以重新选择一位你勉强可以送出祝福的人、和你矛盾不是那么大的人，实在不行的话你也可以不做这个练习，这样回答可以吗？后来我问他，你现在觉得不送祝福的感觉怎么样？他觉得这"很正常、很自然，我就是不想给"，然后我说不做这个练习也没有关系，我不知道我这样回答是否合适。

答：这是个常见的问题。刚开始做慈心禅练习时，给有过矛盾的人送祝福，心里体会到不情愿、别扭，是非常正常的。这么做的目的是扩大我们内心对他人的容纳度。人际压力是情绪困扰的重要来源之一，我们越是能从心态上容纳别人，内心就越平和，实际上这样做是在帮助自己。不少研究表明，慈心禅对于缓解抑郁症状有显著的效果。我们可以把这些原理和知识讲给学员听，鼓励他们这样做，当然是否愿意做还是由学员自己决定。

问：带领学员做慈心禅练习的时候，我体会到给不同的人送祝福，学员会产生很多复杂的情绪。这时练习的要点还是把注意带回送祝福上吗，还是接纳自己无法送出祝福的事实？

答：我们鼓励大家送祝福，也许一开始未必是情愿的、真心的，但是把这个动作做了，把这件事做了，完成一定次数的练习后，自然而然送祝福的时候心情就会有变化，没有那么不情愿了，内心也会更容纳对方，所以只要去做就好了。

问：慈心禅的练习，祝福对象有顺序吗？比如由亲近到疏远。

答：在 MBSR 中，慈心禅的祝福顺序一般先从自己开始，然后是亲人、朋友、不熟悉的人、有点过节的人、所有的人。当然，有些学员对自己不满，很难先给自己送祝福，所以 MIED 先带领学员祝福亲友，然后再祝福自己。

正念进食

问：正念进食主要通过触觉、嗅觉、听觉、味觉等觉察食物。学员发现在练习过程中，脑海里会有很多想法，比如这个东西太甜了不想吃，指导语是否要加上对想法的觉察和接纳？

答：可以。我们对想法的态度是，允许它们存在，知道它们只是想法，只是内心当时的一些主观现象，然后继续回到观察和体验食物上来。

问：有学员在做正念进食葡萄干练习的时候说自己想到了植物生长、开花结果的过程，想到自己吃的这个葡萄干吸收了大地的能量，现在这些力量传给了自己，滋养了自己的感觉。我不确定他的感受，或者他在练习过程中产生的这些想法，是作为练习的一部分，还是要把这些非常美好的想法也当成想法处理，或者引导他不要往这些方面去想，只是觉察进食葡萄干的感受和体验。

答：客观来讲，这些都是他的想法，不管是让他舒服的、感觉美好的想法，还是不舒服的想法。我们鼓励学员投入当下，投入体验和感受葡萄干，允许自己有这样或那样的想法，知道这些想法给自己带来了愉悦或不愉悦的感受。所以，不用刻意地去引导积极的想象，这是想象放松的方法，并非正念。当然，也无需排除这些想法，或者引导其不想，要做的依然是一次次地回到观察和品味葡萄干上来。

问：为什么正念进食要使用葡萄干，而不使用其他食物？

答：选择其他食物也是可以的。事实上，在 MIED 线上课程中，就有学员选择小西红柿、橘子瓣、红薯干等，这是没有问题的，要关注的是练习的要点。当然，正念进食葡萄干，是 MBSR 和 MBCT 第一课的教学内容，也是 MIED 第一课的教学内容。就教学而言，使用葡萄干很方便，个头小、味道足、便于分发，一般也不需要清洗。

问：关于正念进食使用的食物，对于有密集恐惧的人，观察一些特定的食物，是否会起到现场暴露和学习与恐惧情绪共处的作用？还是说尽量不要选择这样的食物。

答：正念进食这个环节在 MIED 第一课做，目的是介绍正念的概念，同时引导学员投入生活。这时，尽量不要选择这种具有挑战性的任务。随着课程的推进，要有足够的铺垫，才能一步步地带着学员做内感暴露和挑战性任务。当然，如果到了课程后期，学员有类似的恐惧感，可以选择这样的任务作为挑战性任务，但不是一开始就做或没有做好准备就做。

问：在练习过程中有学员的葡萄干掉地上了，我又给了他一颗。但是之后我有点纠结，是否应该借机练习一下容纳力，把葡萄干捡起来吃掉？

答：在这种情况下，如果是我们自己，通常也是重新拿一颗，对吧？所以我们也按这样的原则做，而不是让学员吃掉在地上的，虽然有些暴露治疗是这样做的。暴露任务的原则是，我们让学员做的，一定是我们自己能做的，通常我们要先做示范。如果我们自己不打算这样做，那么也不要让学员做。

其他问题

问：有位学员觉得不同的练习带给他的感受是不一样的，他问是否应该主动寻求不适感最强烈的练习，比如身体扫描和觉察呼吸感受练习，他做觉察呼吸感受时会有不舒服的感觉，无聊感多一点，是否需要刻意练习觉察呼吸感受，而少做身体扫描？

答：不需要，正念练习与唤起不舒服感受的内感暴露练习是不同的。当然，我们鼓励学员按照课程安排，体验这几个正式练习后，挑选自己更喜欢的练习规律地做。如果在练习过程中，有不舒服的感受，我们鼓励学员允许不舒服的感受存在，从心态上欢迎不舒服的感受，带着不舒服的感受做练习。对于自己不容纳的感受，可以专门做内感暴露。

问：带领学员练习的过程中，老师需要根据学员的反馈调整自己的语音、语调和节奏吗？说指导语时的注意事项是什么？

答：一般来讲，我们一边指导练习，一边做练习。带领学员做练习时，自然进行就可以，不需要关注自己的语音或者语调，不需要刻意采用比较慢的节奏或者轻声说。如果学员提出听不见或者太快，就需要进行相应的调整。

问：是不是把指导语背下来更好？还是跟随感受自然进行比较好？

答：使用指导语的目的是帮助学员按照要点进行操作，所以掌握练习的要点是关键。当然，刚开始指导练习的时候如果没有把握，可以背指导语，这样能先有个基础，心里有个底。随着指导的次数越来越多，老师就能按照要点自然地指导学员练习。

问：带领学员做正念练习的时候，我的声音和平时说话不一样，即便一开始用平时说话的声音，随着练习的进程，我的声音也会变化。这是否正常？

答：顺其自然就好了。如果完全用平时说话的声音，在那样的情境中，可能也不自然。当然，不需要刻意改变声音来营造氛围。让大家按照正念的操作要点完成练习即可，不用为了让学员放松而改变自己的声音，顺其自然就好。

问：老师的状态是不是也会影响学员？比如老师放松地做练习，会给学员起到更好的示范作用。

答：是的，这也是为什么老师在授课时也要跟随指导语练习，并且老师要规律地做正念练习的原因。当然，需要注意的是，如果老师感到自己无法放松、状态不自然，同样需要允许、接纳自己的情绪状态，然后再次投入教学中，而不是调整好状态再教学，这样的处理本身就是在进行示范。

问：每次带领学员做练习时都有学员会睡着，我需要调整吗？其他老师带领学员做练习好像就没有发生这种情况，这是我的问题吗？

答：不需要调整，如果学员睡着了就让他睡好了。练习时产生困意是不需要改变的，是自然发生的。当然，睡着了就不能做练习了，所以要请学员平时尽量选择清醒的时间来做。至于你说的情况，可能是你的声音更容易让人入睡，这也没问题，而且还可能是个优势。现在很多人有睡眠问题，你的带领能让一些人睡着，对于需要的人来说，是件好事。

问：以往练习正念的时候都是让大家尽量在一个安静的环境里，稍微有些背景音带给我的体验还挺不一样的。您如何看待练习环境或场地条件？是否应该做些什么让环境变得安静，还是不用管环境，只是体会自己在练习过程中的情绪波动即可？

答：总体上，指导练习或者做练习时尽量选择安静、不受打扰的环境，尤其是课程的初期，如果环境太过嘈杂，会影响学员。但是，客观上我们很难保证环境绝对安静。噪声可能会令老师和学员的感受和情绪发生波动，这是一个很好的练习机会。就让这些波动的情绪和不舒服的感受存在，一次次地回到练习上，我们就有机会发现，这些感受自己会来也会走，噪声并不影响我们做练习。

问：练习时走神了，听到指导语"我们的注意可能会游移"，就会立刻回到呼吸上，然后听到"看看刚才注意去了哪里"，这个时候注意又要回去看刚才想了什么，然后再次回到呼吸上，这样的来来回回正常吗？

答：你有这个观察很好，这是正常的，尤其是在听着指导语练习的时候。注意很容易离开我们所观察的对象。注意离开得快，回来得也快。我们要做的是通过练习意识到，注意的游移是正常的。

问：在正念练习中，如果发现自己的注意跑去感受其他部位，或者去思考、想象、计划，通常我们会指导学员简单回顾一下刚刚的想法，或看看思绪跑到哪里了，在想些什么。请问这是必需的环节吗？是否一定要回顾？这样做的意义是什么？还是可以觉察到走神后，继续练习就好。

答：是的，我们需要回顾想法，识别自己的想法是正念练习的重要操作之一。沉浸在想法中时，我们通常不会把想法当作想法。这样的操作，可以让我们意识到自己刚刚在想什么，并且把想法当作想法看待。这是第三代认知行为疗法所强调的，即改变自己和想法的关系。正念干预起效的一个机制就是个体能够把想法当作想法，当作一种可能性，从而更容易看到更多的可能性，提升认知灵活性。如果我们不回顾想法，只是回到呼吸感受上，与想法建立新的关系就会比较难。

问：有一个学员说他在练习过程中关注呼吸还有身体，但是到了后半部分，感到有另外一个自己在看自己，然后他意识到是自己走神了，不知这种情况是否正常？我当时的回答是，另一个自己可能是你想象出来的一些意象，你可以用一些动作，比如摸一下肚子或者睁开眼睛，帮助自己更快地回到当下，这样回答可以吗？

答：是的，实际上这种感觉或者景象就是他的内心活动，把这种感觉当作主观现象就行，依然回到体会呼吸感受上来，你说的办法也可以。

问：讨论和感受保持距离的话题时，学员有点困惑。有一位学员觉得这是一种主、客体分离的感觉，有点像"上帝视角"。我感觉这样说不太合适，我们强调的是直接去体验感受，而不是主、客体分离，但是在正念的指导语中提到要保持一定的距离，体验和保持一定的距离两者是冲突的吗？

答：其实当我们把感受作为一个观察对象，来体验、观察的那一刻，我们与体验就是分离的，是保持一定距离的，并不需要刻意找到什么方法来与它们保持一定的距离。所以不用太强调保持距离，这缺乏操作性，而要强调体验感受，观察内心活动，并且把它们只当作内心活动就可以了。

问：学员提出了很多关于练习效果的问题，比如怎样达到更好的练习效果？怎么判断自己是否达到了正念练习的标准？一直觉得自己练得不够好怎么办？

答：MIED 课程的目标是缓解焦虑、抑郁情绪困扰，所以主要看缓解焦虑、抑郁情绪困扰的效果，以及是否能更好地投入生活。为了达到这个目标，学员要在 MIED 课程所讲的四个策略上有显著改进，恢复到正常范围。

关于是否达到正念练习的标准，主要看练习中有多少次按照要点操作练习，也就是有多少次发现自己的注意跑了，允许当下的身心现象，把想法当作想法，然后再回来，这样做的次数越多越好。实际上按照这个要点做得越多，越有助于练习者活在当下，从而体会到更多的平静、放松的状态。

这里要注意的是，通常学员可能会以自己是否平静、是否专注，或脑子里的想法多少作为评判标准，这是不对的。这些都是我们所讲的不可控的状态，把一些不可控的状态作为自己练习得好或者不好的评价标准，容易让人落入误区。所以，标准是学员能做到的，也就是按照练习要点做到的次数，做到的次数多了，自然会更平静、更放松。

问：有人问正式练习和融入生活的练习在定义上有什么区别？哪些是正式练习？

答：一般来说，觉察呼吸感受、身体扫描和伸展练习这三个是正式的正念练习。其他的，如正念进食、正念刷牙、日常的正念行走，则是融入生活的正念练习。以上的练习对正念的定义和操作要点都是一样的。

问：有一个学员问正念静坐和觉察呼吸感受的区别，我们的课程中没有正念静坐的练习，但其他课程里有。

答：在 MBSR 中，正念静坐有不同的形式，从觉察呼吸感受，到觉察声音、觉察想法，以及无拣择觉察，都属于正念静坐，具体方法可以参考 MBSR 相关书籍。客观上，与觉察呼吸感受相比，其他静坐练习的难度更大，尤其是无拣择觉察练习。在 MIED 课程中，针对情绪困扰，用正念觉察呼吸感受就足够了，不需要其他练习方式。

问：可以觉察外部事物吗？比如看飘动的云朵。

答：可以觉察外部事物，作为融入生活的练习，就像我们正念进食葡萄干，去观察葡萄干的颜色、形状。我们会发现自己的注意跑去思考，练习要点都是发现了以后知道刚刚那一刻注意跑到哪里、内心有什么想法，然后再一次回到当下所选择的觉察对象上。

问：有学员问正念如何帮助我们处理具体事务？

答：正念可以帮助我们暂停一下，识别自己当下的想法，也可以帮助我们换个角度看问题，不至于卷入灾难化的想法中。想法偏离正常，行动通常也会偏离正常。暂停一下，给自己时间选择更合适的行为方式，而不是采用习惯性的过度的情绪性行为。所以，正念能帮助我们先暂停，然后识别想法，再选择合适的行为方式。

问：有一位学员问，课程结束后，如果自己练习的话，隔一天或两天练习一次可以吗？

答：正念练习是维护健康的要素，也是我们工作的助手。我们鼓励学员每天坚持练习，而且最好将练习时间安排在早上，早上练习更容易养成习惯，几次不练后，慢慢就习惯不练了，再想重新开始就没那么容易了。

问：有学员问，正念是不是能让潜意识中的想法浮现？对于浮现的潜意识中的想法，我们要做的是不是忽略或者忘记？

答：我觉得这位学员所说的可能是过去压抑的一些情绪、想法、景象等，在练习的时候会浮现出来。有时候看学员的分享也能看到，比如在练习的时候流泪，其实当时没有发生什么事情，甚至学员自己也不明白为什么，很可能就是有些压抑的情绪出来了。

在练习中，我们引导学员允许身心现象存在，这种做法，与学员平时采用的回避和压抑是不同的。随着练习的进展，这些被压抑和封闭的东西就可能浮现出来。

当然，重要的是在 MIED 课程里我们怎样对待它们。具体来讲，无论什么身心现象，我们的态度都是一样的，不管是我们能理解的身心现象，还是不能理解的，无需给它贴标签"这是潜意识里的东西"，或是创伤之类的，只要出来了，比如无法名状的恐惧、烦躁或悲伤，都可以，不用改变，不用压抑。这样，这些感受就会得到自然的加工，自然走向平复。

从体验上来讲，我们知道这个感受或想法，就是内心的现象，允许它们存在，接着练习正念，过一会儿又冒出别的景象、感受、想法，它们自己会来也会走。我们知道自己时不时地会冒出不同的想法，然后继续做我们当下该做的事情。忽略的意思是由于疏忽或不重视而没能注意到。在正念练习中，对于浮现的感受，我们鼓励学员去体会，允许感受存在，这有助于我们更好地与情绪相处，更好地发挥情绪的功能和作用，而不是觉得不舒服了就回避、压抑，期待它们尽快消失。所以这是容纳，与忽略不同。此外，对于浮现的想法，我们说"知道这个想法"，其实保留了一个可以根据这个想法采取行动的选择，所以这与忽略也是不同的。

问：正念是练得越久越好吗？正式练习对时间的要求是至少15分钟，有上限吗？有一位学员每天大概练习一个半小时，练习时间过长是否会有问题？

答：主要看练习对我们的健康和生活是否有帮助。如果有帮助，就没问题。如果妨碍了身心健康，妨碍了生活，就有问题了，需要减少练习时间。

问：正念是不是一种清醒状态下的催眠？

答：这是一个经典问题，正念和催眠差别很大。正念让人对当下有更清醒的觉察和接纳。当我们对自己的身心现象有更多的允许和接纳，我们自然会变得更放松，压力得到缓解，也就是我们不需要投入额外的精力去管控自己的情绪感受、内心状态。这是 MIED 课程所讲的，花过度的时间、精力管控不理想的情绪感受和状态，是焦虑、抑郁困扰的重要来源。催眠是引导人进入一种类似睡眠的意识状态，然后通过隐喻等方式进行暗示，也就是认知加工。所以二者是不同的。虽然在催眠状态下，人也会变得比较放松，但是二者的原理不一样。

问：我能觉察到焦虑驱动自己想要早点完成带领学员做练习这件事，这确实影响了课程进度，比如课程时间变短了，也能体会到带着焦虑继续练习正念，完全不受影响很难，我们在情绪下授课有什么需要注意的地方？

答：其实这是一个与焦虑相处的好机会。不管是什么情绪或者感受，我们要做的都是一样的，就是允许它们存在，允许它们影响自己，继续投入教学，做我们当下能做的事情就好，这样我们就能体会到，焦虑和其他不舒服的感受对我们的影响越来越少，切身体验有助于我们带领学员这样做。所以在带教时，我们要欢迎情绪的存在，利用好这样的机会。

问：学员对于正念是什么有不同的理解。我们强调正念就是一次一次地操作。正念也可以是一种能力、一种特质、一种状态。如何更好地回答"正念是什么"这个问题呢？我可能会从状态、特质、操作三个方面来回答。但我们又会说，没有所谓的需要达到的正念的状态，感觉有点矛盾。

答：MIED 课程对正念的定义参考的是卡巴金老师的定义。具体在操作上，按照要点指导学员练习，发现注意跑走了再回来，最重要的是操作。当前，学术界对正念的定义各不相同，在佛学领域正念的定义也是有差异的，所以就按照 MIED 课程所讲的正念定义和操作来介绍即可。

MIED 课程教学督导

实习老师开展 MIED 课程教学工作，需要解答的不只是带领单项正念练习的相关问题，还要掌握情绪困扰的心理病理学原理，MIED 课程的核心干预策略，以及围绕干预策略的课程安排等内容。本章将介绍实习老师提出的与心理病理因素（包括感受、行为、认知等），以及与 MIED 课程安排（包括挑战性任务等）相关的问题和解答。

感受

问：MIED 课程强调允许感受存在。有些情绪感受，学员难以命名。我们是否应该让学员尝试命名这个情绪？不命名不利于辨别，但命名又有困难。

答：MIED 课程不要求命名感受。客观上，相对于人类丰富的体验，语言其实是贫乏的，很多感受无法命名，不论是愉悦的还是不愉悦的，都可能很难用言语来表述。MIED 课程缓解情绪困扰的重要策略是提升对痛苦情绪感受的容纳力到正常范围。所以，对于感受而言，只要能分清楚是容纳的，还是不容纳的。重点是识别不容纳的情绪感受，然后提升对它们的容纳力到正常范围，而不是命名这些感受。

问：有位学员有慢性疼痛的问题，症状有时候非常严重。医生说目前没有有效的治疗方案，基本上就是靠自己缓解，或者加强锻炼，精神状态不好就会更疼，而且越在意越疼。他说做身体扫描练习的时候很难坚持，因为很疼。我一开始鼓励他，说"其实你去感受，也是在增强你对疼痛的容纳力"。后来他又问我，练习对他来说还是非常困难，他不知道自己是否适合做身体扫描。我当时有点犹豫，这位学员患有慢性疼痛，我不太确定是否要鼓励他坚持，您之前说过，正念觉察有可能会放大疼痛感。

答：这是一个典型的问题。关于如何对待慢性疼痛，卡巴金老师在 MBSR 中有过专门的论述， MBSR 的很多学员就是癌症和慢性疼痛的患者。与 MBSR 一样，我们的基本态度是，在医学上没有进一步治疗方案的情况下，鼓励学员允许疼痛存在，而不是用各种各样的方法，包括正念的方法来缓解疼痛。客观上，即便是再先进的医学治疗技术，也不能缓解和消除某些疼痛。这时候与其对抗，不如允许疼痛的存在，不再与疼痛做无谓的抗争。随着患者能越来越多地允许疼痛存在，对疼痛的容纳力提高后，疼痛带来的紧张和恐惧感就会减少，由此带来的疼痛加剧也会减轻，疼痛对个体的困扰就会减少。不少疼痛都有这个特点，尤其是偏头痛，心理因素起到了很大的作用。疼痛来了，我们想排除它，但实际上我们控制不了，也躲不开，这样只能带来更多的紧张、害怕，往往会加剧疼痛。所以我们还是要鼓励他，在持续治疗的前提下，学习允许疼痛的存在，不要压抑它，而是顺其自然，投入当下，做点力所能及的事情。他能够体会到，疼痛其实是波动的、变化的。如果我们能够容纳疼痛，疼痛对我们的影响就会减少，我们在心理上对它的恐惧也会减少，心理上放松了，疼痛带来的困扰就会自然减少。当然，对这位学员来说，他可以从相对容易的练习开始，循序渐进地面对疼痛。

问：有学员问为什么在觉察呼吸感受的时候，不能把不顺畅的呼吸调整为顺畅的。我的回应是情绪困扰的来源包括过度调整不舒服感受的行为，所以我们鼓励不调整。课上的回应我觉得挺好的，第二课的时候，学员提出不管是做觉察呼吸感受练习还是身体扫描，他都觉得呼吸困难，有一次甚至觉得恶心。遇到这种情况，还是坚持不调整吗？

答：恶心的原因是很复杂的，有可能是他想调整不顺畅的呼吸感受，使太大劲，又调整不了，出现焦虑甚至惊恐发作，但一般不会到这么严重的程度。也有可能是他当天身体不舒服，这些因素加在一起造成的。当然，如果身体不舒服，一定要去看医生。就情绪感受而言，我们依然引导学员更多地允许不舒服的感觉存在。做到这一点后，我们自然会发现，这些不舒服的感受是变化的，它们自己会来也会走，不需要我们努力调整。然后，这些不舒服的感受对我们的影响就会减少，我们的情绪就会更加稳定，心态更加放松。

从操作上来说，我们鼓励学员去尝试，可以和他们说"你现在所做的调整是你的习惯动作，你可以尝试一下，尽可能允许不舒服的感觉存在，呼吸不顺畅，就让它不顺畅，你需要做的只是体会当下的呼吸感受，虽然这个感受可能不舒服"。要注意，我们要做的是鼓励，而不要把这件事作为一个标准要求学员做到，不能说"你不这样做就是做错了"。接纳感受本来就是循序渐进的，不是立刻能做到的。所以我们要反复强调，鼓励大家去做，这是一个方向，能做到一点是一点，积少成多，做不到也是正常的，调整也是可以的。

问：有学员提到练习正念觉察呼吸感受的时候会进入一种状态，觉得自己的上半身和各个器官都被放大了，呼吸也变得很沉重，肚子里像是有一个气球，他在远远观察气球的起伏，整个过程让他觉得特别累。他说是因为他觉察到了鼻孔处的呼吸很沉重，觉得累才会切换到觉察腹部呼吸。我跟他确认了一下，他做觉察呼吸感受练习时，这种情况出现了两三次，觉得很累。他说他觉得自己的注意锚定点一直在鼻腔的呼吸上，但同时会出现这样的情况，这正常吗？

答：在练习过程中，不管出现什么景象都可以。不管是气球，还是别的景象，甚至让人害怕的景象，我们的态度都是允许它、欢迎它，继续按照要点练习，而不是调整它、压抑它和排除它。比如有些学员可能本身会有一些压抑的情绪，这是一个好机会，要让这些被压抑的东西出来，这是具有疗愈性的过程。

问：学员对正念练习在日常生活中的应用期待比较高，希望自己的状态越来越好，不愿意允许不好的状态出现，我们作为老师该怎么回应呢？

答：学员对课程有期待、有目标是很正常的，值得肯定。MIED 课程就是为了帮助学员减少焦虑、抑郁困扰，缓解内心痛苦。当然，从原理上看，MIED 的效果源于对所谓不好的状态、感受、想法的允许和接纳。学员练习正念后体会到的放松和平静，往往来自更多地允许自身状态、感受和想法的存在。事实上，越期待拥有好的状态，越不能允许不理想的状态、感受和想法存在，个体受到的困扰越大。所以，我们要把这些要点介绍给学员，引导他们更多地投入练习，允许和接纳状态和感受的波动，按照指导语和要点进行练习。

问：有位学员在献血的时候很紧张，血液不流动，抽不出来。在这个过程中，他练习正念试图放松、平静内心，但一个多小时之后仍然不行。这是为什么？该怎么办？

答：这是一个比较典型的情况，在受到情绪困扰的学员中有不少类似的现象。这个例子反映出当时学员无法接纳紧张的情绪，希望通过正念练习来放松。但是，我们知道，努力地通过练习正念让自己放松下来，往往会南辕北辙。MIED 课程帮助学员放松，减少焦虑或抑郁的困扰，是通过逐步提升学员对紧张、恐惧、抑郁等情绪的允许和接纳，提高对它们的容纳力到正常水平。难以容纳紧张，期望采取种种方式改变当下的紧张情绪，往往只会让自己更紧张。这时候，可以试试单纯地练习正念，随着他能越来越接受自己当下的紧张状态，他自然会更放松些。

问：有位学员分享自己练习觉察呼吸感受的体验时说，"脑袋是空的，没有什么念头，但是身体在哭，在流眼泪"，这是为什么？

答：我们要鼓励学员更多地允许和面对痛苦的感受，增加对情绪感受的容纳力。客观上，当下每一个身心感受的影响因素很复杂，来自生物-心理-社会因素及其相互作用。当我们遇到学员在探究为什么，可以使用这个模型进行解释。更重要的是，我们要引导学员允许感受的存在，不管是什么感受，欢迎它们，这就是在从心理因素的角度进行干预。我们可以鼓励这位学员让泪水自然流淌，不用干预，可以多流一些。不论感动、悲伤，只是更多地允许它们存在。这就是 MIED 的干预策略之一，更多地面对痛苦的感受，而不是压抑它们、分析它们或想要改变它们。这样，这些感受自然会流动起来，会来也会走，我们就不再受它们的困扰了。

问：我有一个疑惑，是否要让参与课程的每一位学员比较细致地讨论自己不容纳的感受？

答：这个很难，没有办法与每一位学员做细致的讨论。通常来说，一个班 40 多人，这样做会花费很长时间。所以课上需要做的是提供一个总体方向，就是去面对自己恐惧、回避的痛苦感受。至于每个学员如何找到自己不容纳的感受，如何找到合适的内感暴露任务进行练习，这个工作要靠学员自己，要相信他们。

问：有学员说快速换气练习给他带来的感受是口干舌燥，虽然也会不舒服，但是他觉得这个感受跟他平时生活中不容纳的感受没有什么关系，跟他的情绪困扰没什么关系。这个问题该如何回应呢？

答：这是一个典型的问题。快速换气属于内感暴露练习，能带来很多不舒服的感受。当然，这些感受未必是学员不容纳的。这个练习的目的是帮助学员增加对不舒服感受的容纳力。在随后的一周中，学员需要寻找自己回避的痛苦感受，反复唤起它。这样，快速换气练习就成了一个基础。所以，你可以向学员解释 MIED 课程如此安排的原因。

问：有学员说快速换气练习让自己的身体很难受，恶心、想吐，有很多酸水从口中冒出来。在这种情况下还能继续练习吗？怎么调适？

答：这种情况很少见，一般而言，做这个练习的前提是学员没有心脏病、高血压、哮喘等不适宜剧烈运动或暴露治疗的躯体疾病，如果没有就可以做。快速换气就像我们跑完 100 米后的反应，学员感到难受是正常的。这个练习的目的就是唤起不舒服的感受，让学员反复体验，从而帮助他们发现，虽然这些感受是难受的，但并不可怕，对自己也没有更多的伤害，从而提高对它们的容纳力到正常范围。当然，如果学员感到太痛苦，难度太大，可以降低难度。类似逐级暴露，先安排容易一点的任务。比如，先做 30 秒钟，呼吸慢一点、浅一点。反复练习后，再增加时间，加强呼吸的剧烈程度，这样慢慢适应，习惯这种恶心的感受，一步步提升痛苦容纳力。

行为

问：根据 MIED 课程所讲授的内容，如何有效应对拖延？

答：拖延是一个常见的行为。过度的拖延行为往往伴随着焦虑和抑郁，是维持焦虑、抑郁的典型行为之一。应对拖延的一个好方法是先给自己设立一个容易达到的目标，让自己先动起来。比如写论文或者运动，每天只做 5 分钟。这个方法来自我教的一位学员，她最先分享了这个方法。结果发现，这样做之后，虽然只有 5 分钟，但任务完成了，心情不错。最重要的是，一段时间后你会发现自己有时候做得比 5 分钟多得多，整个人的状态大为改善。这不是个例，其他学员也有类似的分享，所以我推荐这个方法。

问：学员会经常提个人化的问题，比如"拖延怎么改善"。面对这类问题，我们是否可以帮他探寻一下，让他把这件事说一说，然后让他去觉察自己的情绪感受，不容纳的感受是什么，认知是什么。但我担心花费的时间过长，如果不需探寻，要怎么回答他的问题？

答：在正念课程中，可以简单探寻，不宜深入分析某个学员的情况，包括问他具体的事情，有什么想法，有什么感受和行为。这样做，一个人所占的时间就太长了，有时候 10 分钟都不够。可以邀请他和大家一起思考，如果不拖延了，感觉怎么样？如果去做这件事，感觉怎么样？让他理解，实际上正是面对事情的那种难受、不舒服的感觉让他不愿意做。想要改善，就要采取小步前进的办法，投入当下，先动起来。当然，有条件的话，MIED 课程可以与个体咨询结合起来，在个体咨询中针对问题做具体分析。

问：学员说自己睡不着的时候，脑子里会出现很多自动思维，而且已经累到无法集中注意在正念练习上，这个时候如何用正念的方式应对？

答：人本来就会有很多想法，我们需要做的是允许自己有很多念头，投入当下，做能做的事情。这时候可以让自己体会呼吸感受，能体会一次就体会一次，或者做身体扫描，而不是控制注意、排除想法。通过正念练习，更多地允许自己现在睡不着、难受，这样能让自己放松下来，有助于睡眠。

问：有位学员说他的放松方法是闻精油的味道，这样做会让他状态好一点。我想问的是，这种行为是否也反映了他对紧张的不容纳，也需要减少？

答：这是个好问题。这样的行为是否合适，判断的依据是这个行为是否偏离正常，与其他人相比，在类似情况下是否过度？如果他的行为明显偏离正常，就需要干预。比如对精油很依赖，一离开就感到恐惧。所以不是看行为本身，而是要与普遍情况相比，是否偏离，是否过度。

问：有学员不知道自己的行为是不是过度的情绪性行为，比如和别人发生冲突之后很生气，想要争吵，但是仔细想这样对两个人都不好，所以他选择了离开。离开现场的行为算是回避行为吗？我个人认为，这是经过深思熟虑后的行为，不是情绪性行为。

答：看起来他的行为有助于解决问题，这个行为不是我们需要干预的行为。这是我们所鼓励的行为，正念就是帮助我们暂停一下，在这种情况下，先冷静一下更好，这是一个适当的行为。判断行为是否合适的标准是看在类似情况下，与他人的反应相比，这样的行为是否偏离正常。

认知

问：有学员问什么是允许想法存在，把想法当作想法？

答：针对这个问题，需要教授学员具体的操作方法。我们在做正念练习的时候，发现自己刚刚那一刻的想法，知道自己心里有这个想法，也可以说一声，这是个想法，是内心的主观现象，代表着一种可能性，就可以了，然后再回到体会感受上，回到练习中，这就是允许想法存在，把想法当作想法。客观来讲，想法就是主观现象，代表我们对事物的主观解释，这种解释代表了一种可能性，可能还存在其他解释，我们知道它就是一个主观现象就可以了。

问：有一位学员说他的一些想法是真实的，比如年迈的母亲在不久的将来会去世，这是一定会发生的事情，很难只把它当作想法，因为这就是现实。当时我的回应是，当下它不是现实。我不确定我的回应是否准确，对当下而言，在此刻，这件事没有发生，可以把它当成想法。这样的回应是否合适？

答：想法本身代表着一种可能性，我们并没有说想法一定不代表事实。客观上每一个想法都代表一种可能性，有些想法它是符合事实的，或者相对符合事实。正念课程要练习的并不是让学员否定这个想法，而是让他能够看到更多的可能性，这样我们的想法会更接近实际情况。客观上，人都是会死的，我们的父母、我们自己都是如此，这是一个基于事实规律的推断。关键是，他为什么会提出这个问题？是不是他每次想到这个问题就会很焦虑，觉得很痛苦。那么他应该还有其他想法，很可能是灾难性的。比如我不能离开母亲，离开母亲我就无法幸福生活了，等等。我们可以引导他思考，母亲的去世对于他来说意味着什么？是否会觉得自己难以应对？等等。把让自己感到最痛苦的想法列出来，把它们当作内心的想法，看看是否存在其他可能性。

问：有的学员说在记情绪日志的时候，能识别灾难化认知，有进步。但是，他提到最近要做一个决定，然后跟家人讲了，家人夸大了这个决定带来的消极后果，结果他感到更焦虑、更烦躁。他的行为是想逃离，默默地听着不回复。他问我，他本来就有灾难化认知，现在已经好很多了，但是家人的这种灾难化认知让他更焦虑、更烦躁，该怎么办？

答：实际上我们帮助他练习把想法只当作想法，不仅把自己的想法当作想法，别人的想法也只是一个想法。我们能把想法与别人分享，很多时候可以扩展自己的思路，看到不同的可能性。但也会出现他遇到的这种情况，别人的想法更加灾难化，会加重我们的焦虑和烦躁。但是，想法依然是想法，我们可以听听更多人的想法。然后，进一步用 UP 中的问题列表，进行认知重评。比如，我百分之百确定吗？有没有证据证明我的这个想法是对的，或者有证据证明这个想法是错的？还有没有其他可能性？帮助自己看到其他可能性。

问：有位学员提出一个问题，"把想法当作想法"是不是一种否认事实、转移注意的做法？

答：想法只是想法，这是一个事实。我们帮助学员意识到想法只是想法，并不是为了否定事实，更不是为了转移注意。我们这样做的目标是让学员看到想法只是想法，代表着一种可能性，这样做能改变我们与想法的关系。我们看到自己的一个想法时，尤其是在感到强烈情绪感受时，能够意识到这只是一个想法，有助于我们发现别的可能性，有助于我们更理性、更客观地看待事情，从而更加冷静地处理事情。当然，需要提醒学员注意，不要把"想法只是想法"作为否认事实的一个策略，来否认自己面对的事情和压力，缓解不舒服感受。如果是这样，那么相当于还是在走老路，让自己处于情绪困扰的漩涡中。

问：有位学员正处于抑郁症康复期，目前可以动起来做一些事了。他分享说，自己转换想法的时候，焦虑、抑郁的情绪就会消失。他的问题是，如何对待认知调整或者认知重建？可以通过认知的调整和重建，来让情绪消退吗？

答：的确是这样，想法改变了，感受也会改变。情绪包括认知、感受和行为，它们相互影响、相互作用，一种因素变化了，其他因素也会变。在认知行为疗法中，认知重建起到了核心的作用。当然，认知重建强调的是真实性检验，即看到事实是怎样的，以此帮助来访者重建歪曲的、不符合事实的认知。在 MIED 课程中，对于想法的态度是接纳，做法是允许它们存在，把它们当作想法，当作自己会来也会走的主观现象，不打算去改变它们。这样的操作，尊重想法就是想法的事实，旨在改变我们与认知的关系，有助于进行认知重评，看到多种可能性，从而更客观地评估现实状况，帮助自己更好地应对和处理问题。所以，认知调整和重建是可以的，服务于看到事实，帮助我们缓解情绪困扰。但要注意的是，不要为了调整情绪感受而做歪曲事实的认知调整。

问：我们的课程提倡把想法当作想法，对想法有限定的范围吗？比如，做错事了反省、自责的想法，是否也要把它当作想法呢？

答："想法只是想法"中的"想法"包括了所有的想法。这样做是希望帮助学员认识到，当下的想法只是一种可能性，包括做错事了反省、自责的想法。那些想法可能符合实际，也可能不符合实际。比如对于抑郁个体来说，做得不好的时候，他们很可能觉得自己一无是处，而这是不符合实际情况的。正念练习帮助学员识别想法，对这个想法进行再评价，但并不否认想法。如果做错事了，当然需要反省和自责，同时也让学员意识到自己的想法只是一种可能性，还可以找其他人讨论，如果能发现其他视角，认知就会更灵活，也更符合实际情况，事情也会做得更好。

挑战性任务

问：有一个学员，对焦虑状态不容纳。他说自己一直很焦虑，带着焦虑做事情的过程非常不舒服，他觉得全身非常紧张。这种情况该怎么办？

答：这是一个很典型的问题。情绪困扰的来源之一，就是个体觉得焦虑不好、不舒服，然后采取各种各样的行动希望降低焦虑，这就是人为什么会持续受到焦虑的困扰，且焦虑增加的原因。MIED 课程强调主动体会焦虑，通过内感暴露唤起焦虑的感受，通过完成挑战性任务，允许焦虑存在，更多地投入生活，更少地调整焦虑。这样的策略，目的在于帮助学员体验到，焦虑对自己当下的生活、工作没有太大影响，焦虑自然会平复，然后下降。所以，希望缓解焦虑的困扰、希望降低焦虑水平本身没有问题，但方法是循序渐进地按照课程的流程，一步步更多地投入生活，带着焦虑，为所当为，把事情做好。

问：有学员提到自己的挑战性任务是每天持续学习 6 个小时，中间不能休息。最终，有几天他能学 5 个小时，甚至 6 个小时，但余下几天只能学 2 个多小时，会有想要"报复性娱乐"的冲动。作为带领老师，我们该如何回应？

答：这位学员设置的挑战性任务难度太大了。如此高强度的学习，出现强烈的"报复性娱乐"的愿望，也是正常的。以前也有学员一开始定的是每天做两个小时的有氧运动，第一天做到了很开心，但是第二天就不想做了。这种情况说明，目标难度过大，已经超出了学员当前的能力范围。合适的挑战性任务一定是自己在一周内可以达成的，虽然需要一定程度的努力，任务也有一定的难度，但一定是个体能够达到的。如果努力了还是达不到，就要换个目标或降低任务难度。比如，对于抑郁症患者或严重拖延的学员，一开始我们安排的挑战性任务是每天写 5 分钟的论文或每天运动 5 分钟，这个目标是针对当前个体的实际情况决定的。我们可以想象一下，一天不间歇地让自己学习 5 个小时，这是一个理想化的目标，一般人完成不了，除非他以前能做到每天不间歇地学习 4 个多小时，有这个基础，才可以试试。所以，不要认为自己很久以前的某个阶段能做到，现在就能做到，当下决定的挑战性任务，应该基于自己上周的情况和状态，适当增加难度，确定自己能够达到。

问：有位学员给自己设置的挑战性任务是表达不满，表达了之后，学员感到在人际上反而挑起了更多问题，这种情况该如何回应？

答：对别人心存不满时，如果选择不表达，一味地回避、忍让，会带来更多的人际问题。我们要鼓励学员，在不压抑情绪的前提下，找到相对适合的方式表达出来。可以当时说出来，或者先找亲友说说，不鼓励压抑情绪。当然，这位学员遇到的问题是，鼓起勇气表达了，但可能方式不适合，倾诉对象不适合，所以挑起了更多问题。这没有关系，因为随着他能够更多地表达自己的不满或与他人沟通，情况会越来越好。另外，注意提醒学员，挑战性任务的难度应该是自己在接下来的一周内能够做到的，在自己能力范围之内的，朝着允许和认可自己的情绪的方向，选择适当的方式表达不满。

接纳的范围

问：有学员在分享的时候，提到会评判别人的行为是否足够好，对自己也会有一些行为上的要求，即评判的标准。他觉得有时候自己的评判是对的，但当时我觉得好像他讲的事情是一些日常生活当中的评判，更像是规矩、规范之类的，可能跟我们在正念中说的不评判不一样，但是我又很难说清楚哪里不一样。

答：在 MIED 课程中，不评判和接纳的范围仅限于身心现象，包括身心感受、状态、内心的想法。对事情进行评价是不可避免的，往往也是必要的，这样做能帮助我们总结经验，未来我们就可以做得更好。比如考试成绩分为优、良、中、及格，这就是一种评判。

此外，我们对自己的行为，对别人的行为，都会做评判。比如每一个公民都不能做违法的行为，法律规范就是评判个体行为的一类标准。还有道德和伦理准则，我们不能做违反伦理、有悖道德的事情，这也是一种评判。此外，就正念练习而言，也有评判，比如学员是否按照要点持续练习？如果三天打鱼两天晒网，或者不按照要点做，就不是一个好的习惯，这也是评判。所以不评判或者接纳，是有范围的，仅限于身心。

问：事情要做到什么程度才是个适合的度呢？可能有些人会为了把事情做好，牺牲休息和睡眠的时间，这也是我们要提倡的吗？

答：这是个好问题，做事情的"度"对每个人来说不太一样，这其实是一个相对的标准，而且在不同的阶段把事情做好的标准也是不一样的，只能结合他自己的情况和所处阶段来评价。当然，确实存在适度的问题。做事过度了，牺牲休息和睡眠的时间，这肯定是不合适，我们也不鼓励。记得在卡巴金的书里，讲到过度工作，有些人为了回避压力过度工作，因为他想要回避痛苦的感受，所以就拼命地工作，其实拼命工作并不是想把事情做好，而是回避痛苦的一种方式，一种转移注意的策略。

一般而言，如果一个人的努力程度跟他周围的人差不多，就是适度的。当然，如果他有更高的理想和追求，愿意比周围人付出更多的努力，那么只要他身心健康、生活幸福，在我看来也是合适的，或者可以说是优秀、卓越的。

问：有学员指出下属工作上做得不好的地方，下属知道他在学习正念，然后回了他一句，"你不是学正念吗，怎么还批评人，不是不评判吗？"他顿时不知道怎么回应他的下属。这个时候该如何回应呢？

答：不评判属于接纳的一部分，而接纳是有界限的，仅限自己的身心感受。对于事件和行为，肯定是有评判的，我们自己的事情做不好，就可能会受到批评甚至惩罚。下属事做得不好，需要批评时当然要批评，这是他的职责所在。

其他问题

问：有一位学员说做完正念练习后，做梦更多了，而且都是令人害怕的，与被抛弃、死亡有关的梦，醒来非常焦虑，其他学员是否有类似的情况？据我了解好像很罕见。

答：我遇到过类似的情况，有学员说自己童年的一些创伤会浮现出来。一个可能是，他过去压抑了太多的东西，不愿意面对这些恐惧，随着课程的进行，自己对身心现象更接纳，这些东西开始浮现，这是一件好事。无论学员有怎样的感受和身心现象都可以，关键是我们如何对待这些身心现象。允许它们存在，欢迎它们来得多一些，是我们培育的态度。对待醒来后的恐惧也一样，不用去调整自己醒来后的害怕和恐惧。如果可以，想想刚才的噩梦，和别人说说，多想几遍，多说几遍，就不会那么害怕了。如果实在睡不着了，不妨起床做练习，或者干点别的事，投入当下。这也是 MIED 课程所讲的，这些令人害怕的感受、想法，包括噩梦，我们对它们的态度就是允许它们存在，这样我们就能发现它们自己会来也会走，慢慢地，我们就不会再回避它们、封堵它们。

问：有学员问，怎样评判自己在正念练习上是否进步了，有没有明确划分出一些阶段？

答：在正念练习上，我估计学员们都会有感觉，即使练习了这么长时间，也未必能清晰地感觉到自己经历了不同的阶段。正念练习的积极作用往往是潜移默化的，所以他的感觉是对的。当然，

MIED 课程是循序渐进地帮助大家缓解情绪困扰，划分了课程的阶段，也就是 4 个核心策略。判断自己是否有进步，可以结合这 4 个策略来看，与自己刚学习时的状况比较，与上一周的情况比较，自己的进展如何？与周围人相比，自己在这 4 个方面是否还存在不足？

问：有一位学员说自己白天没有什么时间做正念练习，放在晚上做又觉得有压力。晚上到家后太累想休息，但又有个应该完成的任务在那儿。我当时的反馈是，建议他早上做，因为我自己也是早上做，但学员反馈早上太冷起不来，相比之下，更能接受晚上带着压力完成练习。我当时有一个想法，也可以把正念练习作为日常生活中的压力事件，或者可以尝试带着这种压力来完成正念练习。但是您说过不要把正念练习设置为一项挑战性任务，对吗？

答：客观上，做正念练习本身会带来压力，尤其是课程刚开始的时候，相当于在生活中增加了一个需要做的事情。但是，随着规律的练习，随着练习中能够更多地觉察想法、回到当下，学员能够体会到放松和平静，这其实是一种强化，学员自己就会更愿意练习了。对于他的疑惑，我觉得可能涉及动机的问题，在进行干预之前，我们要与学员讨论，做动机决策表，让学员意识到投入地学习和练习的重要性。一旦坚持做，养成习惯了，就会觉得这 15 分钟的练习是很有必要的，时间也不长。最后，的确不要把正念练习作为一个挑战性任务来做。

问：有一个学员提到练习让他感到无聊，他知道要跟无聊的感受相处，但因为本来工作就很累了，如果做正念练习还让自己无聊、烦躁的话，很难坚持下去。他问我，有没有什么技巧可以让自己更好地坚持，除了与无聊相处或者体会无聊感以外。我当时告诉他，要保持开放、好奇的心态，感受呼吸，每次都是全新的呼吸，当时我带他体验了一下呼吸感受，然后他说很难体会到我说的开放和好奇。

答：如何坚持做规律的正念练习，是一个常见的问题。实际上，在我看来，最好的方法就是把正念练习安排在早上来做，把15分钟的练习作为工作或学习开始前的一件事情完成。当然，一开始可能会觉得有点难，一旦养成习惯，学员自己就会想办法完成，自然就不难了。另外，这还涉及练习动机的问题，即学员是否有足够的动机，至少在这八周课程中，能够每天早上练习15分钟的正念。如果犹犹豫豫，三天打鱼、两天晒网，便难以坚持。当然，还可以用打卡提醒、结成互助小组等方式，相互督促，也能起到一定的作用。在课上，老师可以请坚持规律练习的学员讲讲自己的经验，为其他学员提供参考。

问：观察和体验有什么区别？

答：实际上，MIED 课程中的观察就是体验。虽然观察通常是用眼睛看，但我们强调的是用不同的感官去感受，眼睛看、耳朵听、鼻子闻、舌头尝，还有身体感受。当然，在正念练习中，还有一个部分，就是了解内心的活动，包括想法，以及情绪的感受和变化。

问：有学员问当存在消极情绪时，很想就让它爆发出来，同时也很困惑，为什么我们要允许它存在？

答：发泄情绪是一个正常的现象，也是个体正常的需要，我们鼓励学员以适当的方式表达和发泄情绪。实际上，情绪本身有其存在的功能和价值。在日常生活中，我们要注意一下是什么事情引发了自己的情绪，需要处理的是这件事情，情绪也会为此提供动力，这就是允许情绪存在，而非控制。比如我们受到侵犯，感到生气或愤怒，愤怒的情绪会帮助我们捍卫自己的权利，这就是情绪在发挥作用。

问：有学员觉得 MIED 课程对待情绪的态度是忽略，老师怎么看待这个问题？

答：我们学习允许情绪存在、认可情绪，并不是忽略情绪。我们强调的是要提高情绪感受的容纳力，认识情绪感受的功能和价值，而不要视它们为不好的、不应该的，从而直接去压抑、管控或者消除情绪感受，因为这是情绪困扰甚至情绪障碍的重要来源。所以，在练习上，我们要允许情绪感受出现，甚至刻意引发一些不舒服的感受，增加自己对情绪感受的容纳力。这些安排让学员觉得像是在忽略情绪感受，其实是在帮助学员提升情绪感受的容纳力，让学员的情绪感受和行为回到正常范围。

问：我在带领学员练习的过程中走神了，是否应该对此进行自我反思，还是接纳就好了。

答：注意总是在游移，我们无法一直专注在教学上，虽然教学的专注度通常会高些。你讲的情况我自己也有体会，尤其是在比较累的时候。如果出现了，接纳它，然后再次投入教学就好。当然，尽可能让自己休息好，让自己状态好一些，再来教课。

问：有一位学员问，正念练习让人放松的原理是什么？

答：这是个好问题。正念为什么会帮助个体放松下来，这涉及正念起效的机制，但目前学术界还没有得出明确的答案。我可以说说我的看法，大家可以把我的看法当作需要验证的假设。我们练习得越多，越能发现，自己通常的状态往往是一种"行动模式"，也就是我们会思考、分析，想要解决问题，想要改变当下的状态。哪怕别人随意讲了一句话，也会引起我们的思考和分析，思考为什么他会这么讲，希望找到答案。这时候我们实际上自然而然地进入了一种紧张状态，这种"行动模式"对于解决生活中的问题是必要的。

然而，在正念练习中，当我们发现自己不断跑去思考的时候，我们一次又一次地体会当下的感受，相当于一次又一次地在削弱思考和分析的惯性，削弱"行动模式"的惯性。在练习中，我们允许当下的身心感受存在，允许想法出现，不打算分析、思考和改变当下的身心现象，这是一种"存在模式"。在这种模式下，能体会到放松。在练习过程中，我们发现注意跑走后，把注意拉回当下，轻松地做，相当于一次又一次地从"行动模式"切换到"存在模式"，在这个过程中就会体会到放松。

问：有一位学员被诊断为惊恐发作，正在服药，医生说他的心脏没什么大问题，但他不知道自己到底适不适合做正念练习。他说原来做 15 分钟的觉察呼吸感受练习是可以的，但是现在他觉得自己坚持不下来，感觉心跳加速，他觉得这很危险。

答：这个案例很典型，符合情绪障碍的心理病理模型。虽然医生确定他没有心脏病，但他有灾难化的认知，认为心跳加速很危险，所以一旦他觉得心跳加快，就会中断练习，而且他肯定还有其他过度的情绪性行为。这样做，短期内他会觉得安全，但是长期来看，他会更害怕心跳加快，害怕恐惧感受，他没有机会体会恐惧感的自然消退过程，对于这些感受越来越不容纳，失去掌控感。人时不时地会感到恐惧，这是无法掌控和避免的。

心脏没有问题，那么心跳加快就没问题，我们也没有必要回避心跳加快。真正能帮助他的是提高对心跳加快等恐惧感受的容纳力。老师需要引导他带着心跳加快和恐惧的感受做练习，和这些感受相处，他会发现心跳加快其实并不危险，知道恐惧感自己会来也会走，从而提高容纳力，灾难化的认知就会得到修正。随着回避行为的减少，他会走向正常。这个策略也是有效治疗惊恐障碍的认知行为疗法的核心策略。

问：有一位学员学过正念的其他课程，他说 MIED 课程和别的正念练习有区别，有一些练习是从 1 数到 10，但我们的课里没有，他想了解这些练习有什么区别。我应该怎么回答呢？

答：我们的练习主要基于 MBSR 中的正念觉察呼吸感受，一般没有数数的练习。数数也可以，如果学员觉得这个办法可以更好地帮助自己回到当下也挺好的。

问：有一位学员说遇到某些事情时，他会有一些情绪，出现一些想法，然后就按照正念的原则，把注意拉回当下。如果当时需要去解决这件事情，该怎么做呢？

答：在生活中遇到激发情绪的事情，可以借助三步呼吸空间练习让自己回到当下，而不是陷入思考。最重要的是面对事情，解决问题。正念绝不是在那一刻用来调整情绪感受或回避问题的，而是帮助自己暂停一下，把情况看清楚，投入当下，为所当为。

问：有学员说内感暴露的感受跟痛苦、回避的感受不太一样，我当时的处理方式是鼓励他投入真实的情境中。我想了解一下，内感暴露练习是否做了就行，不一定要与真实情境一模一样？

答：是的，最重要的是要去做，行动起来。MIED 课程关于内感暴露练习的部分，首先安排的是快速换气，随后的一周提供备选方案，实际上也是鼓励学员想办法找到能唤起自己不容纳感受的任务反复练习。所以，刚开始的任务不需要与实际情境完全一致，目的是打好基础，让学员体会到，对不舒服感受的恐惧自己会来也会走，并不可怕；然后尝试面对痛苦、回避的感受，以及令自己痛苦、回避的情境。如果学员可以直接做现场暴露当然更好，因为内感暴露、想象暴露就是服务于现场暴露的。

问：我们强调正念是觉察和接纳，但在觉察和接纳后，怎么应对具体问题？

答：正念对我们的帮助是在觉察、接纳身心感受之后，由学员自己选择合适的方式来应对具体的问题。如何应对要看当时的情境和学员自己的经验和智慧，这没有标准答案。举个例子，遭到上级批评，我们可能心里觉得不满，有情绪，但情况不允许我们像对待朋友那样表露出来，这时候就要选择合适的表达方式，甚至不能表露情绪。

问：有一位学员说晚上听到了一些让他很害怕的声音，所以现在没有办法在晚上跟着音频做正念练习了。他应该把练习时间调整到早上，还是应该在晚上做练习的时候去觉察那种害怕的感觉。

答：如果晚上感到害怕的话，可以放在早上做。但我们鼓励他等待合适的时机，去面对那些让他感到害怕的声音，反复体会这样的声音，体验自己对声音的恐惧在自然下降，与内感暴露练习一样。

问：我们在上课时，是否要避免使用"我们是为了""我们的目标是"之类的表达方式？

答：在介绍课程的时候可以这样说，比如 MIED 课程的目的是缓解情绪困扰、缓解压力。在练习过程中，重点是引导学员投入当下的练习和操作，按照练习要点去做。

问：我遇到好几位学员发言比较踊跃，影响了其他学员的发言时间，这个情况该怎么处理？

答：这个是课程设置的问题。提前规定好每位学员的发言时长，比如 3 分钟，超时要提醒，保证其他学员的发言时间。如果有更多的时间，可以再给希望提问的学员机会。

问：MIED 课程强调允许和接纳不舒服的感受，这会不会耽误就医？两者的界限在哪里？

答：我们提倡在感觉该看医生、该去医院的时候，一定要去医院，该检查就检查，该治疗就治疗。判断的标准是，如果我们认为在通常情况下，自己或别人有这种不舒服的感受或者状态会去医院，那么就一定要去，这个判断是基于常识的。当然，即便是在治疗的过程中，疾病的缓解也需要时间，不舒服的感受不会马上消失。这时候，我们提倡允许和接纳这些不舒服的感受，这样做可以让自己的内心痛苦少一些，对于康复有帮助。

参考文献

巴洛，埃拉德，费尔霍姆，等，2013. 情绪障碍跨诊断治疗的统一方案：自助手册. 谢秋媛，何丽，唐苏勤，等译. 北京：中国轻工业出版社.

卡巴金，2018. 多舛的生命：正念疗愈帮你抚平压力、疼痛和创伤：第 2 版. 童慧琦，高旭滨，译. 北京：机械工业出版社.

ALLAN N P, MACATEE R J, NORR A M, et al. ，2014. Direct and interactive effects of distress tolerance and anxiety sensitivity on generalized anxiety and depression. Cognitive Therapy and Research, 38(5): 530-540.

ANTOINE P, CONGARD A, ANDREOTTI E, et al.，2018. A mindfulness-based intervention: differential effects on affective and processual evolution. Applied Psychology: Health and Well-Being, 10(3): 368-390.

BARLOW D H, FARCHIONE T J, BULLIS J R, et al.，2017. Equivalence Evaluation of the Unified Protocol for Transdiagnostic Treatment of Emotional Disorders Compared to Diagnosis-Specific CBT for Anxiety Disorders. JAMA Psychiatry, 74(9): 875-884.

BLACK D S, O'REILLY G A, OLMSTEAD R, et al.，2015. Mindfulness meditation and improvement in sleep quality and daytime impairment among older adults with sleep disturbances a randomized clinical trial. Jama Internal Medicine, 175(4): 494-501.

BULLIS J R, BOETTCHER H, SAUER-ZAVALA S, et al., 2019. What is an emotional disorder? A transdiagnostic mechanistic definition with implications for assessment, treatment, and prevention. Clinical Psychology-Science and Practice, 26(2): e12278 [2022-11-08]. http://dx.doi.org/10.1111/cpsp.12278.

CAMPBELL-SILLS L, BARLOW D H, 2017. Incorporating emotion regulation into conceptualizations and treatments of anxiety and mood disorders//GROSS J J. Handbook of emotion regulation. New York: Guilford Press: 542-559.

CRESWELL J D, MYERS H F, COLE S W, et al., 2009. Mindfulness meditation training effects on CD4+T lymphocytes in HIV-1 infected adults: a small randomized controlled trial. Brain Behavior & Immunity, 23(2): 184-188.

DIMIDJIAN S, BARRERA JR M, MARTELL C, et al., 2011. The origins and current status of behavioral activation treatments for depression. Annual Review of Clinical Psychology, 7(1): 1-38.

EUSTIS E H, GALLAGHER M W, TIRPAK J W, et al., 2020. The Unified Protocol compared with diagnosis-specific protocols for anxiety disorders: 12-month follow-up from a randomized clinical trial. General Hospital Psychiatry, 67: 58-61.

HOFMANN S G, SAWYER A T, WITT A A, et al., 2010. The effect of mindfulness-based therapy on anxiety and depression: a meta-analytic review. Journal of Consulting & Clinical Psychology, 78(2): 169-183.

HUANG Y, WANG Y, Wang H, et al., 2019. Prevalence of mental disorders in China: a cross-sectional epidemiological study. Lancet Psychiatry, 6(3): 211-224.

JU R, CHIU W, ZANG Y, et al., 2022. Effectiveness and mechanism of a 4-week online self-help mindfulness intervention among individuals with emotional distress during COVID-19 in China. BMC Psychology, 10(1): 1-14.

KABAT-ZINN J., 2003. Mindfulness-based interventions in context: past, present, and future. Clinical Psychology: Science and Practice, 10(2): 144-156.

KABAT-ZINN J, 2013. Full catastrophe living: using the wisdom of your body and mind to face stress, pain, andillness. New York: Bantam Books.

KABAT-ZINN J, Massion A O, Kristeller J L, et al.,1992. Effectiveness of a meditation-based stress reduction program in the treatment of anxiety disorders. The American Journal of Psychiatry, 149(7): 936-943.

KANEN J W, NAZIR R, SEDKY K, et al., 2015. The effects of mindfulness- based interventions on sleep disturbance: a meta-analysis. Adolescent Psychiatry, 5(2): 105-115.

KRAEMER K M, LUBERTO C M, HALL D L, et al., 2020. A systematic review and meta-analysis of mindfulness- and acceptance-based interventions for affect intolerance/sensitivity. Behaviour Research and Therapy, 135: 103746 [2022-11-11]. https://doi.org/ 10.1016/j.brat.2020.103746.

LENGACHER C A, REICH R R, KIP K E, et al., 2014. Influence of mindfulness-based stress reduction (MBSR) on telomerase activity in women with breast cancer

(BC). Biological Research for Nursing, 2014, 16(4): 438-447.

LEYRO T M, ZVOLENSKY M J, BERNSTEIN A, 2010. Distress tolerance and psychopathological symptoms and disorders: a review of the empirical literature among adults. Psychological Bulletin, 136(4): 576-600.

LI Y, ZHANG J A, MENG Y, et al., 2023. A randomized trial of the online self-help mindfulness intervention for emotional distress: serial mediating effects of mindfulness and experiential avoidance. Mindfulness, 14: 510-523.

LYNCH T R, MIZON G A, 2011. Distress overtolerance and distress intolerance: a behavioral perspective//ZVOLENSKY M J, BERNSTEIN A, VUJANOVIC A A. Distress tolerance: theory, research, and clinical applications. New York: Guilford Press: 52-79.

MA S H, TEASDALE J D, 2004. Mindfulness-based cognitive therapy for depression: replication and exploration of differential relapse prevention effects. Journal of Consulting & Clinical Psychology, 72(1): 31-40.

MANTZIOS M, TARIQ A, ALTAF M, et al., 2021. Loving-kindness colouring and loving-kindness meditation: exploring the effectiveness of non-meditative and meditative practices on state mindfulness and anxiety. Journal of Creativity in Mental Health, 17(3): 305-312.

MILLER T K, FLETCHER T K, KABAT-ZINN J, 1995. Three-year follow-up and clinical implications of a mindfulness meditation-based stress reduction intervention in the treatment of anxiety disorders. General Hospital Psychiatry, 17(3): 192-200.

MORRIS L, MANSELL W, 2018. A systematic review of the relationship between rigidity/flexibility and transdiagnostic cognitive and behavioral processes that maintain psychopathology. Journal of Experimental Psychopathology, 9(3), Article 204380871877943 [2023-12-20]. https://doi.org/10.1177/20438 08718779431.

SAKIRIS N, BERLE D, 2019. A systematic review and meta-analysis of the unified protocol as a transdiagnostic emotion regulation based intervention-sciencedirect. Clinical Psychology Review, 72, Article 101751[2023-10-18]. http://doi.org/10.1016/j.cpr.2019.101751.

SCHILLING V N L S, LUTZ W, ZIMMERMANN D, et al, 2018. Loving kindness meditation for the treatment of chronic depression: treatment concept and results from a pilot study. Zeitschrift Für Klinische Psychologie Und Psychotherapie (Göttingen, Germany), 47(3): 163-174.

SEGAL Z V, WILLIAMS J M G, TEASDALE J D, 2002. Mindfulness-based cognitive therapy for depression: a new approach to preventing relapse. New York: the Guilford Press.

TREANOR M, 2011. The potential impact of mindfulness on exposure and extinction learning in anxiety disorders. Clinical Psychology Review, 31(4): 617-625.

WITEK-JANUSEK L, ALBUQUERQUE K, CHRONIAK K R, et al., 2008. Effect of MBSR on immune function, quality of life, and coping in women newly diagnosed with early stage breast cancer. Brain, Behavior and Immunology, 22(6): 969-981.

ZOU Y, Li P, HOFMANN S G, et al., 2020. The mediating role of non-reactivity to mindfulness training and cognitive flexibility: a randomized controlled trial. Frontiers in Psychology, 11: 1053[2023-12-08]. http://pubmed.ncbi. nlm.nih. gov/32670135.DOI: 10.3389/fpsyg.2020.01053.